JN288881

「もどし運動」で疲れないカラダをつくる

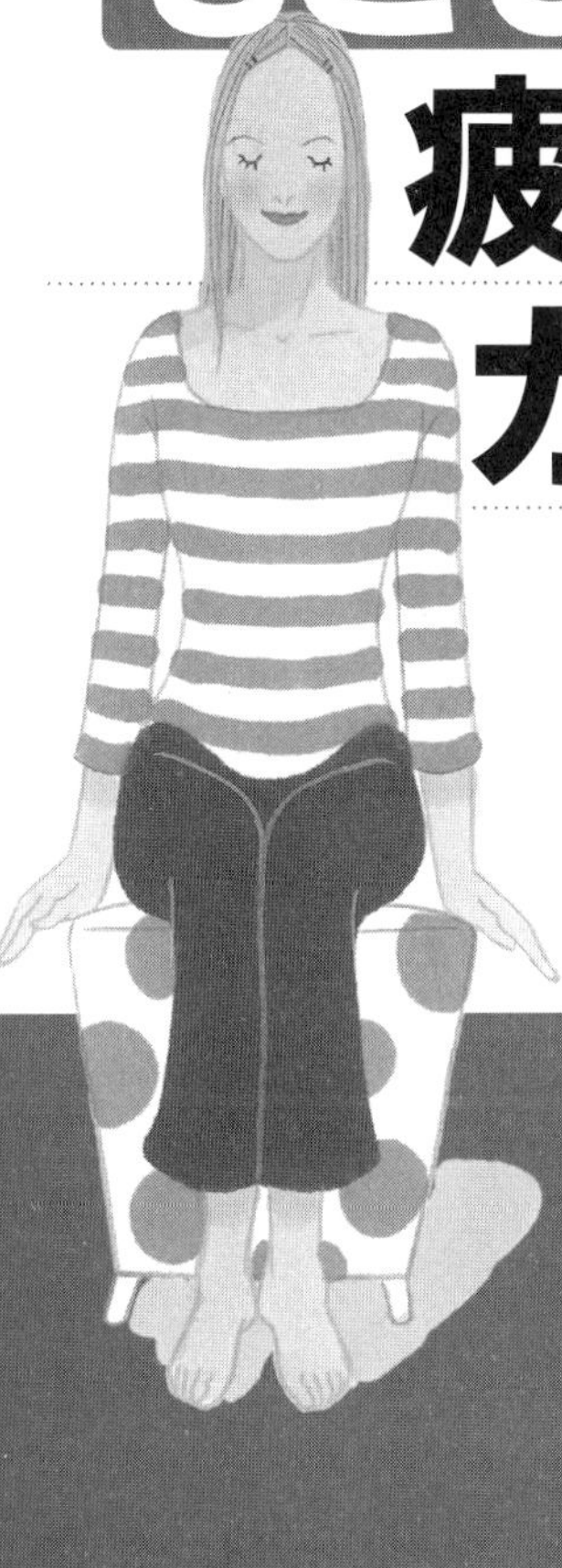

宮田徹
Toru Miyata

草思社

はじめに――「もどし運動」でカラダは楽になる

今、あなたは疲れていませんか。あるいは、若い頃と比べると、すぐ疲れるようになったと感じてはいませんか。

カラダの疲れにはさまざまな原因があります。加齢《かれい》やストレス、風邪、腹痛などの内科的な病気も疲れの原因になります。

しかし、メディカル・トレーナーとして、毎日さまざまな患者さんと接してきた私の経験からいうと、カラダの疲れの多くは、筋肉や関節のトラブルから発生しているのです。

たとえば、ほぼ一日中同じ姿勢でデスクワークをしていると、筋肉は硬くなり弱くなります。すると、カラダを重く感じるようになり、動かすのもつらくなります。身体機能が低下すると、疲れを感じやすくなるのです。

一つの疲れは、次の疲れを呼びます。たとえば、パソコンの作業を長時間続けていると、まず目が疲れます。次に首の筋肉が疲れ硬くなり、頭痛を起こします。そして肩がこり、肩甲骨《けんこうこつ》周辺の筋肉も硬くなり、しまいには腰痛まで引き起こすことになります。疲れの悪循環が起こるのです。

カラダの機能は、頭から足の先まですべてつながっています。ですから、たとえば、歯のかみ合わせが悪く、下あごにずれが生じているせいで、肩こりや腰の痛みを起こすことがあります。また、足首のゆがみが腰の痛みやヒザの痛みを起こすこともあります。

さらに、左右の筋肉のアンバランスが各部位の疲れや痛みを招くこともあります。重いカバンをいつも片方の肩だけにかけていると、背中の筋肉が偏《かたよ》って発達し、腰痛の原因になることがあります。

靴の底が外側だけ減るような歩き方や、すり足歩行（歩くときにカカトからつかずにつま先から入る歩き方）をしていても、ヒザの痛みや腰痛の原因になります。つまり、カラダのバランスがとれた人間本来の自然な状態で動いていないと、私たちのカラダはどうしても疲れやすくなり、障害を起こしてしまうのです。

残念ながら現代社会は、私たちの心身にアンバランスなひずみをもたらしやすい環境になってしまいました。仕事の場も家庭も、人間のカラダにとって望ましい環境とはいえなくなりました。カラダの疲れや障害は、動かし方のクセからくるので、〝生活動作病〟ともいえます。

それでは、疲れや障害を防ぐためにはどうしたらいいのでしょう。

私は「もどし運動」というコンディショニングをおすすめしています。これは、筋肉のバランスをととのえて関節を正しいポジションにもどす運動です。そのためには硬くなった筋肉をやわらかい状態にもどし、弱くなった筋肉を強い状態にもどす必要があります。

私たちは日頃の動作や姿勢から、カラダにいろいろなクセをつくっています。そのクセこそが疲れを招いているので、もどし運動で理想的な姿勢や動作をとりもどそうというわけです。

たとえば「骨盤《こつばん》のもどし運動」（一八ページ参照）があります。腰が重いとか腰痛があるという人は、今すぐ、椅子の上で試してみてください。椅子に座って背筋を伸ばし、カラダの力を抜いて、骨盤を左右に小きざみに浮かしてみます。三〇秒ほど続ければ、腰の周辺が軽い感じになり、背中も伸びて楽になるはずです。これがもどし運動です。

この本では、日常の生活の中でできるもどし運動と、私がおこなっているコンディショニング法を紹介します。

本書は、〝疲れないカラダをつくるための人体の取り扱い説明書〟です。日頃からどういうことに気をつけて、自分のカラダをどう扱っていけばいいのか、ちょっとしたコツを押さえておくだけで、ずいぶんと違ってくるのです。障害や病気が起こる前の「疲れのサイン」にはどのようなものがあるか、そして、それにどのように対処したらいいのか、私のところによく寄せられる質問にお答えしながら、ご説明しましょう。

「もどし運動」で疲れないカラダをつくる ◎ 目次

はじめに――「もどし運動」でカラダは楽になる　3

第1章 疲れに効く生活術

Q1 年を重ねるとともに、何をしても疲れやすくなってきました。疲れないカラダにするためには、どうしたらいいでしょう？　16

Q2 「筋肉がないから疲れるのだ」といわれたことがありますが、ほんとうでしょうか？　24

Q3 パソコンで目が疲れ、視力も落ちてきたようです。ときどき頭痛と肩こりもありますが、何か対策はないでしょうか？　30

●患者さんの例① 慢性頭痛に悩まされる（二〇代女性）　35

Q4 仕事中、背中を丸めていると楽なのですが、猫背はよくないといわれます。いつも背筋を伸ばしているほうがよいのでしょうか？　37

Q5 夏場、エアコンが効いている部屋にいると、だるくなったり、体調が悪くなってきます。何が原因でしょうか？　40

■コラム 首をポキポキは危険です！　42

Q6 一日中仕事で椅子に座っているので、腰が痛くなることがあります。慢性化しないようにするには、どうすればよいのでしょ

う？　43

Q7 椅子の上で「あぐら」をかきたくなります。**脚を組んで座らないほうがいい**というのはほんとうですか？　50

Q8 **歩き始めるとき、ヒザが痛みます。**しばらく歩いていると痛みは軽くなりますが、大丈夫でしょうか？　55

Q9 **体力をつけたいのですが、忙しくてフィットネスクラブに通えません。**それにもともと**運動も嫌い**です。何かよい方法はないでしょうか？　63

Q10 **電車の中でつい居眠り**をしてしまいます。起きたときに**首や肩が痛くなる**ことがありますが、どうしてでしょう？　70

Q11 **電車での通勤がつらくなりました。**どこか悪いのでしょうか？　73

Q12 **医師に「健康のために、もっとカラダを動かしたほうがいい」**といわれました。日頃、運動不足の私がとりあえずやるとすると、どんなスポーツがいいでしょうか？　81

Q13 **硬くなりやすい筋肉とか、弱くなりやすい筋肉とかあるのでしょうか？**　また、それを防ぐにはどうしたらいいでしょう？　84

■コラム　筋肉と関節の硬化度ランキング　87

Q14 最近は**朝食抜きで通勤**しています。**疲れるのはそのせい**でしょうか？　89

Q15 **疲れを予防するのに腹式呼吸**は効果がありますか？　93

Q16 職場で朝の**ラジオ体操をしたら、首や肩が痛くなりました。**ラジオ体操はカラダによいのでしょうか? 96

Q17 職場で腰が痛くなり、**整形外科へ行ったら「腰痛体操」**をやるようにいわれました。教わったとおりにやったのですが、**かえって痛くなりました。**やり方が悪いのでしょうか? 98

Q18 仕事で**車を運転**する機会が多く、**長時間乗ると腰が重く痛くなってきます。**どうしたらいいでしょう? 109

第2章 健康の大敵! 肥満がカラダを疲れやすくする

Q19 三五歳のOL。身長一六〇センチで、体重は七〇キロありますが、スタイルはとくに気にしていません。でも、**太りすぎは疲れやすいカラダになる**と聞きました。たしかに体調は悪くないのにすぐ疲れてしまいます。やはり、太りすぎのせいでしょうか? 112

Q20 **肩や腕、脚など「部分ヤセ」したい**のですが、そういうことは可能でしょうか? また、ダイエットで疲れやすいカラダになると聞きましたが、ほんとうでしょうか? 116

Q21 **お腹のお肉をとりたい**のですが、**腹筋運動は効果**がありますか? また、腹筋を強化

すれば、疲れないカラダになるのでしょうか？ 118

■コラム ランニングをする人へ 121

第3章「食べる・寝る・休む」。疲れたカラダは家庭で治す

Q22 疲れをとるためにたっぷり眠っているのですが、朝起きたときにカラダが固まっていて、疲れがとれません。寝方が悪いのでしょうか？ 126

Q23 朝起きたとき頭痛がしたり、首や背中が痛むことがあります。どうしてでしょう？ 130

Q24 昼寝はしたほうがいいですか？ 昼寝をすると、かえってダルくなるのは、どうしてでしょう？ 134

■コラム 手枕について 137

Q25 寝ているとき、脚がつって目が覚めることがあります。こんなときは、どうしたらいいでしょう？ 138

Q26 家事で疲れを感じます。とくに病気があるわけではないのですが……。 141

■コラム レジスタンス・トレーニング 144

Q27 家族に「背中の右側だけが、盛り上がっている」といわれました。なぜでしょう？

このままにしておいてもいいでしょうか？ 145

Q28 **姿勢をよくするためには、腹筋と背筋を鍛えればいい**のですか？ また、自分で姿勢をチェックできる方法はありますか？ 147

Q29 風呂に入って疲れをとりたいのですが、最近、**風呂に入るとかえって疲れる気**がします。どうしてでしょう？ 150

Q30 最近、食事をしているとすぐにあごが疲れてしまいます。どうしてでしょうか？ 153

●患者さんの例② 歯の悪いスポーツ選手は故障が多い（プロ野球選手） 157

●患者さんの例③ 顔のゆがみは歯の治療で治る（二〇代女性） 159

■コラム かまない子供たち 161

第4章 疲れないカラダの秘密は「足」にあった

Q31 最近、**道路や階段でよくつまずき、歩いてもすぐ疲れてしまいます。**年のせいでしょうか？ 164

■コラム 学校の上履き 174

Q32 足の親指の先が内側に曲がり、付け根が出っ張ってきました。**外反母趾になりそう**で

心配です。予防するにはどうしたらいいでしょう？　175

Q33 少し歩いただけで脚が疲れ、ふくらはぎが重くなり、だるくなります。どうしたらいいでしょう？　184

Q34 靴がよくすり減ります。歩き方が悪いのでしょうか？　186

●患者さんの例④　歩くとヒザが痛い（三〇代女性）　191

●患者さんの例⑤　ゴルフで手のしびれ（四〇代男性）　193

Q35 最近、街で「足裏マッサージ」をよく見かけますが、手をマッサージしても効果はありますか？　195

第5章 スポーツとストレッチングで、疲れないカラダをつくる

Q36 水泳はカラダによいからとすすめられたので始めましたが、首や腰が痛くなりました。どうしてでしょう？　198

Q37 ウォーキングをしています。だんだん歩幅も大きくなり、速く歩けるようになりましたが、肩がこり、手がむくむようになりました。どうしてでしょう？　200

Q38 運動をすると、カラダが硬くなるって、ほんとうですか？　また、ストレッチングは、カラダの疲れをとる効果があるのでしょう

か？　203

●患者さんの例⑥　首の痛みと腰痛のプロゴルファー（三〇代男性）　205

Q39　腹筋運動をしていたら、腰が痛くなりました。床に両肩をつけてはいけないといわれましたが、なぜいけないのですか？　209

Q40　**足首を押さえてもらい、上体をそらす背筋運動をしていたら、首が痛くなりました。**やり方が違うのでしょうか？　211

Q41　腕立て伏せをやりすぎると、腰や手首を傷めるというのはほんとうですか？　213

おわりに――二一世紀型コンディショニング　217

もどし運動　早見表　221

参考文献　222

●ＤＴＰ　有限会社一企画
●編集協力　有限会社オフィスマツオ

第1章
疲れに効く生活術

Q1 年を重ねるとともに、何をしても疲れやすくなってきました。疲れないカラダにするためには、どうしたらいいでしょう？

身体の活動機能は、年齢とともに低下します。若い人でも、カラダがガチガチになっていて筋肉が動かない、あるいは筋肉が弱くなっている場合、これも機能が低下している状態です。

つまり、疲れやすくなったというのは、筋肉の活動機能が低下している状態なのです。ですから、この機能を回復させれば疲れにくいカラダをつくることができます。これからご説明する「もどし運動」によって、老化を遅らせることも可能ですし、一度減退してしまった機能を回復させることもできます。

その前にちょっとだけ、私たちのカラダを支える筋肉について、ポイントを簡単にご説明しておきます。

図のように、脊柱起立筋《せきちゅうきりつきん》や腸腰筋《ちょうようきん》などをコア筋（カラダの中心にあり姿勢を保持したり

●コア筋

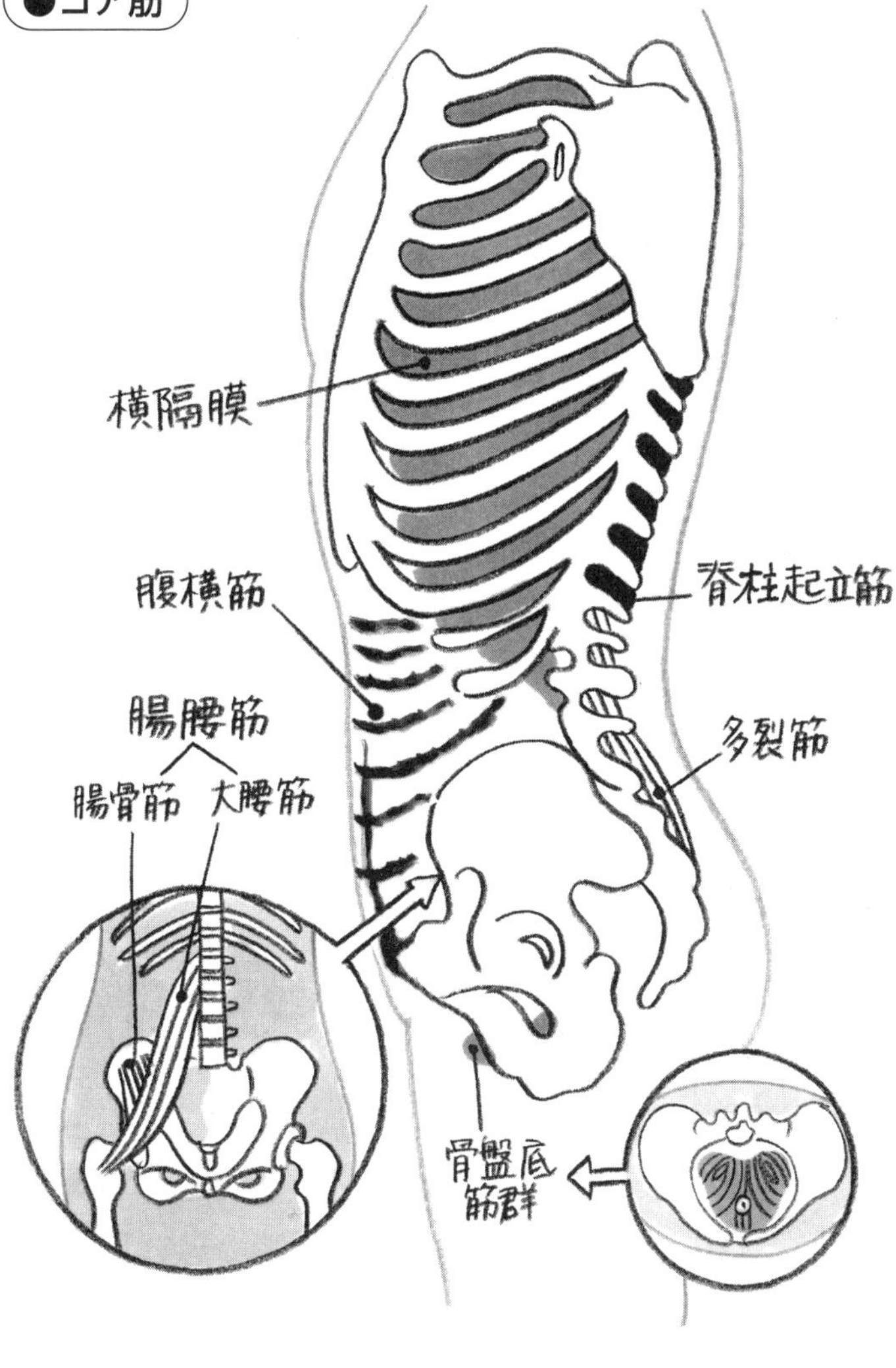
横隔膜
腹横筋
脊柱起立筋
腸腰筋
腸骨筋
大腰筋
多裂筋
骨盤底
筋群

内臓を支えたりする筋肉）といいます。

その中でも腸腰筋は重要な筋肉で、大腰筋《だいようきん》と腸骨筋《ちょうこつきん》を合わせたものを指します。背骨、骨盤《こつばん》、股関節《こかんせつ》をつなぎ、あらゆる動作の軸となる働きをします。

このコア筋が弱くなると、その部分の関節に負担がかかるので、疲れやすくなり姿勢も悪くなります。

年をとると、背中や腰が曲がるという現象も、このコア筋を使わなくなり、上半身の重みを支えきれなくなるために起こるのです。

こうすれば

次に述べるように、骨盤のもどし運動で脊柱起立筋をゆるめてから、コア筋の強化トレーニングをします。

❖骨盤のもどし運動

骨盤はカラダの中心にあるので、骨盤のもどし運動はカラダ全体を効果的にリラックスさせることができます。もどし運動の中で最も重要な運動です。

●骨盤のもどし運動

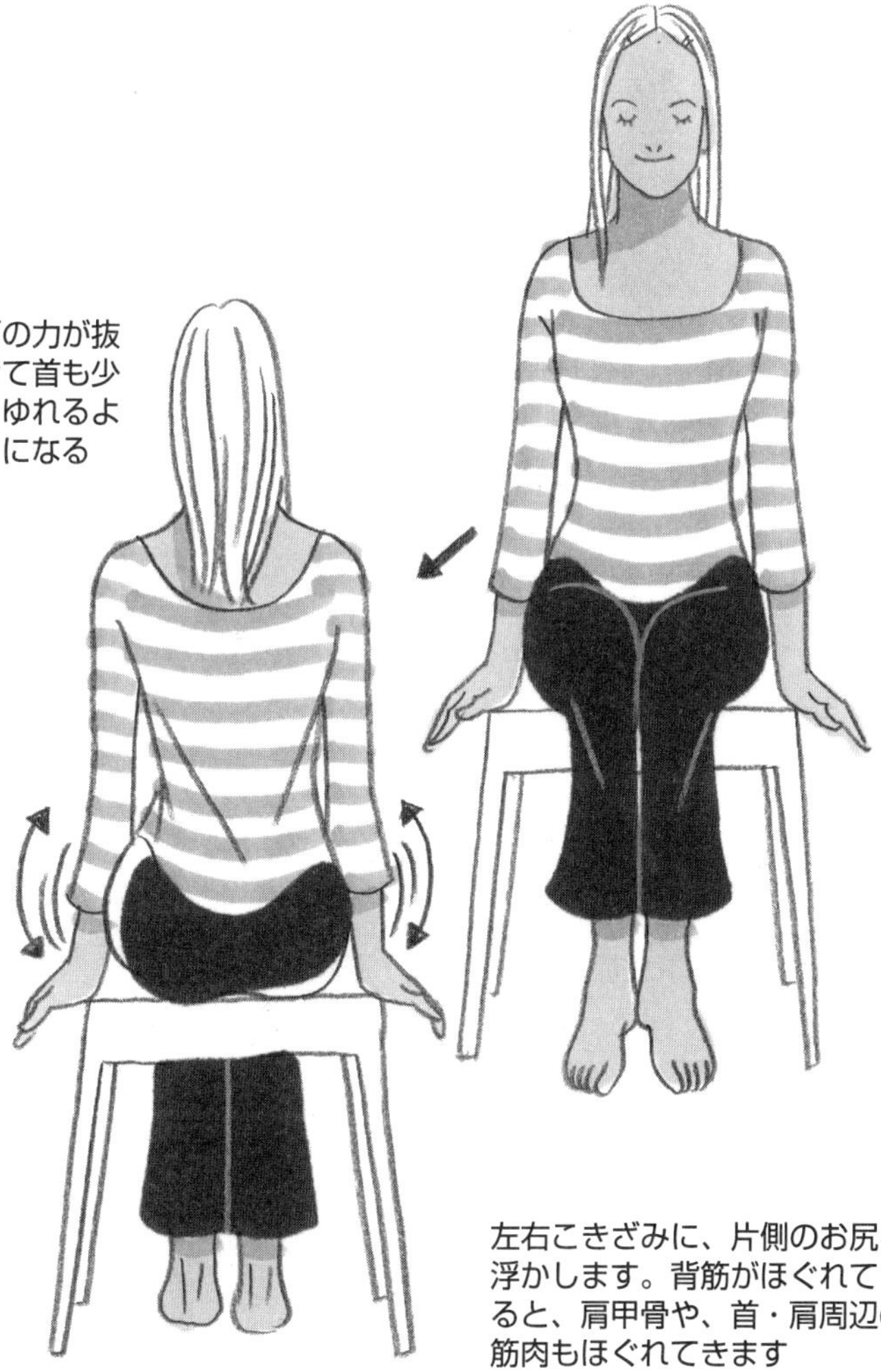
肩の力が抜けて首も少しゆれるようになる
左右こきざみに、片側のお尻を浮かします。背筋がほぐれてくると、肩甲骨や、首・肩周辺の筋肉もほぐれてきます

とくにデスクワークをしている方に、今すぐにでも試していただきたい運動です。長時間、座ったまま仕事をしていると、誰でも腰に負担がかかり、骨盤周辺の筋肉が硬くなり、疲れます。放っておくと腰痛の原因になりかねません。

この運動で骨盤周辺の筋肉をほぐすと、腰の重い感じがとれ、疲れが癒《いや》され、腰痛の予防にもなります。

これは、骨盤を左右に軽く振る運動ですが、はじめのうちは、肩が左右にゆれると思います。ゆれるのは、背筋や背骨が硬くなっていて疲れている証拠です。慣れてくると肩を動かすことなく、お尻だけをこまかく動かすことができるようになります。

骨盤のもどし運動は、骨盤に意識を集中することが大切です。集中するといっても、力をいれてはいけません。力をいれた運動は、かえって筋肉を緊張させて硬くしてしまうからです。力を抜き、筋肉がほぐれていくことをイメージしながら、もどし運動をおこないましょう。

椅子に姿勢を正して座り、上体の力を抜き、骨盤を左右に小きざみに振ります。呼吸は自然にします。（三〇秒×一セット）

❖コア筋の強化トレーニング

次ページの図のように、背中を伸ばした姿勢で椅子に座ります。左右の腰骨が同じ高さをキープできるよう注意して、下腹に力をいれながら右脚を真上に五センチほどもち上げます。五秒間キープしたらゆっくり下ろします。脚をもち上げるときに、上体は後ろへ反《そ》らないように注意します。（片脚一〇回ずつ×二セット）

❖デイコンディショニング症候群

毎日の生活環境や動作習慣（クセ）から起こる骨格のゆがみや、筋肉のバランスが崩れて起こる体調不良をデイコンディショニング症候群といいます。残念ながら現代社会は、人の健康にとってよい環境とはいえません。

とくに都会は、アスファルトとコンクリートの世界です。緑と土が少ない場所は、足腰に負担が強くかかり、やはり人体にはよくないのです。

車が多いこともあって空気は汚れているし、人は運動不足になっています。人口も企業も密集していますから、あわただしい生活をしいられて、どうしてもストレスをためてしまいます。

●コア筋の強化トレーニング

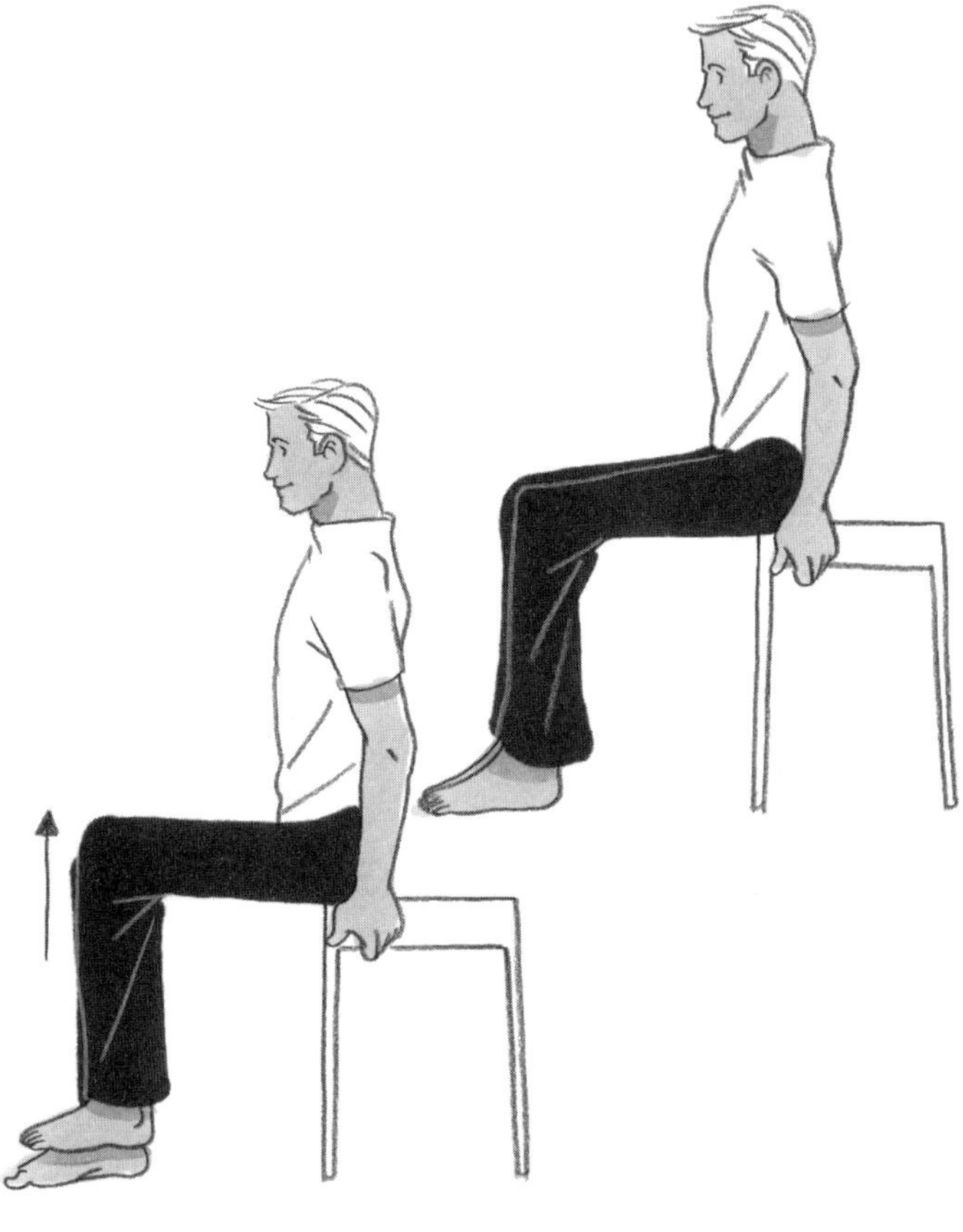

一方、パソコンなどの普及でデスクワークが多くなりました。仕事に熱中して、何時間も同じ姿勢で働く人が増え、その結果、カラダの筋肉や骨に障害を起こす人が急増しています。

それではどうしたらいいのでしょう。もちろん、障害や病気が出てから治療する方法はありますが、そうなる前に、日常生活の中で予防することが大切です。そして、予防するためには、自分のカラダの仕組みを知る必要があります。

障害や病気が起こる前には、必ずカラダからサインが送られます。たとえば、すぐ疲れる、痛む、腫《は》れる、手足がしびれる、腰が重くなった、肩がこる、目が疲れるなど、いずれも、カラダが出してくれるサインです。

「今あなたのカラダの中で、何かトラブルが起きていますよ」と教えてくれているのです。このサインを無視していると、やがては重大な障害や病気を招くことになります。

その前に、カラダの仕組みをよく理解して、日常の生活の中で適切な対処をして、予防しなければなりません。予防に努めていれば、疲れないカラダをつくることができます。これは、毎日を健康で快適にすごすためにも重要な考え方です。

Q2 「筋肉がないから疲れるのだ」といわれたことがありますが、ほんとうでしょうか？

ほんとうです。体幹筋《たいかんきん》が弱くなると疲れます。

体幹筋とは、カラダの中心軸を支える筋肉で、背骨や骨盤、そして股関節を動かす筋肉のことです。姿勢と運動の基本となる大切な筋肉です。前述のコア筋も体幹筋の一つです。

この体幹筋が弱くなったり、硬くなったりしているのが現代人の特徴です。このような状態では、筋肉が関節をしっかり支えられなくなります。筋肉が硬くなると関節の自由な動きを奪ってしまい、カラダが疲れやすくなるので、体幹筋をしなやかで強いものにする必要があります。

こうすれば

前述のコア筋の強化トレーニングと、腹筋の強化運動と背筋の強化運動をして、体幹筋

●腹筋の強化運動

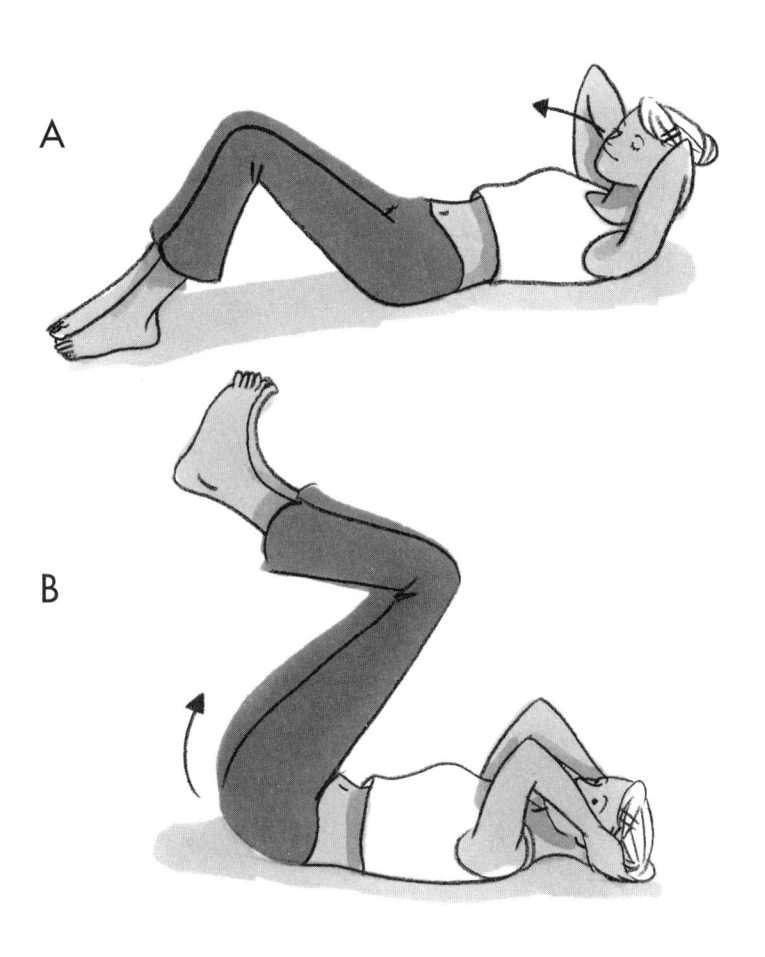

A

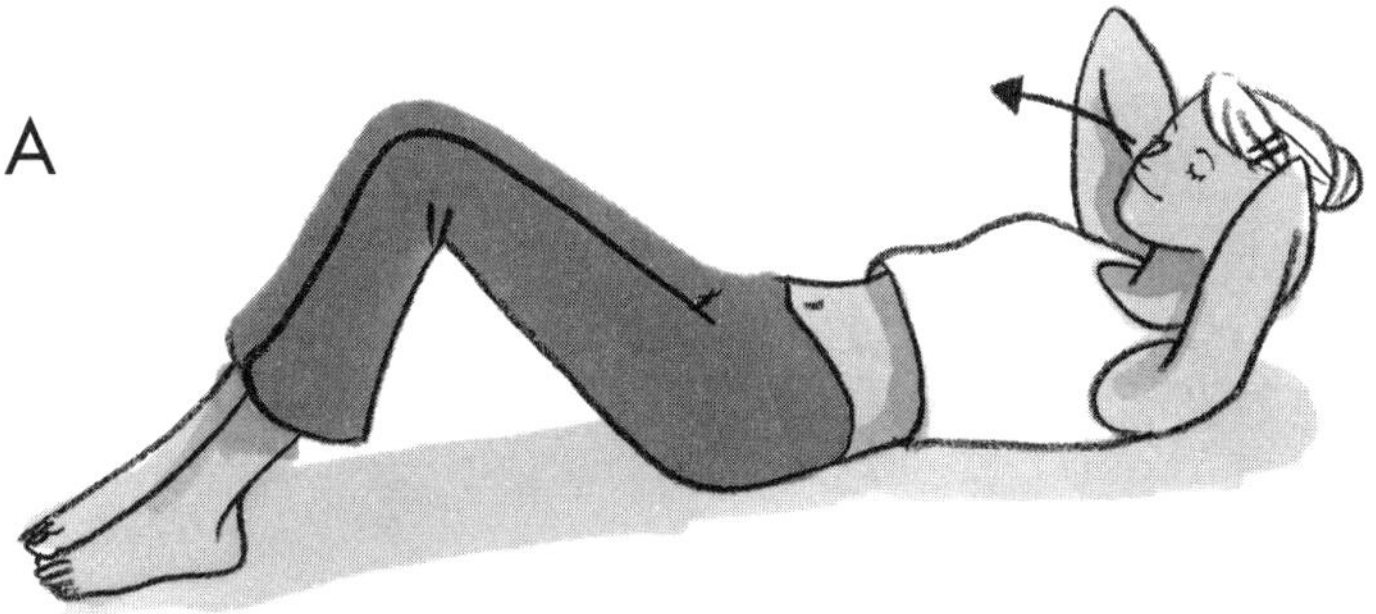

B

腹直筋・腹横筋に効果

を強くします。腹筋と背筋の強化運動は間違った方法でおこなわれていることが多いので注意してください。

まずは、姿勢を正しくしましょう。まっすぐに立ったり、背筋を伸ばして椅子に座るだけで、背筋や腹筋を使うことになり、それが体幹筋の強化になります。職場でも家でも、自分で姿勢が悪いと感じたときは、背中をまっすぐに伸ばすよう心がけましょう。

骨盤の上に、背骨や肋骨《ろっこつ》が乗るように意識します。上体の力は抜いて背中をまっすぐに伸ばすことによって、リラクゼーションをはかりながら腹筋や背筋の強化をすることができます。

❖腹筋の強化運動

前ページのA図のように仰向《あおむ》けになり、ヒザを九〇度に曲げます。息を吐きながら、「下《した》っ腹《ぱら》」に力をいれカラダを丸めていきます。そして、おへそを見る感じで頭と肩を起こします。首はあまり曲げすぎないようにします。（一五回×二セット）

手は頭に軽くそえます。首に負担をかけないようにするためです。この運動は、ゆっくりおこなうと効果があがります。

●背筋の強化運動

A

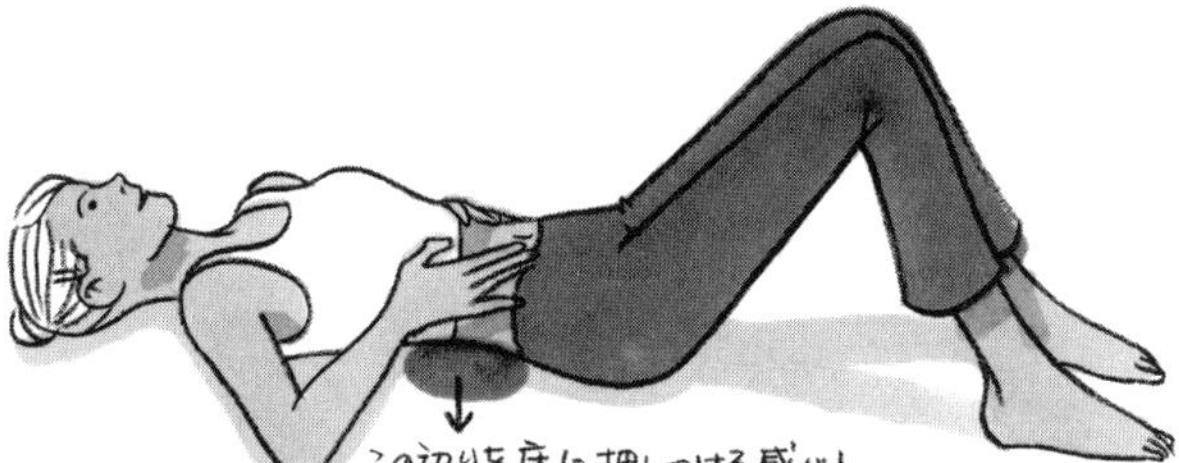

腰に負担をかけない背筋運動

B

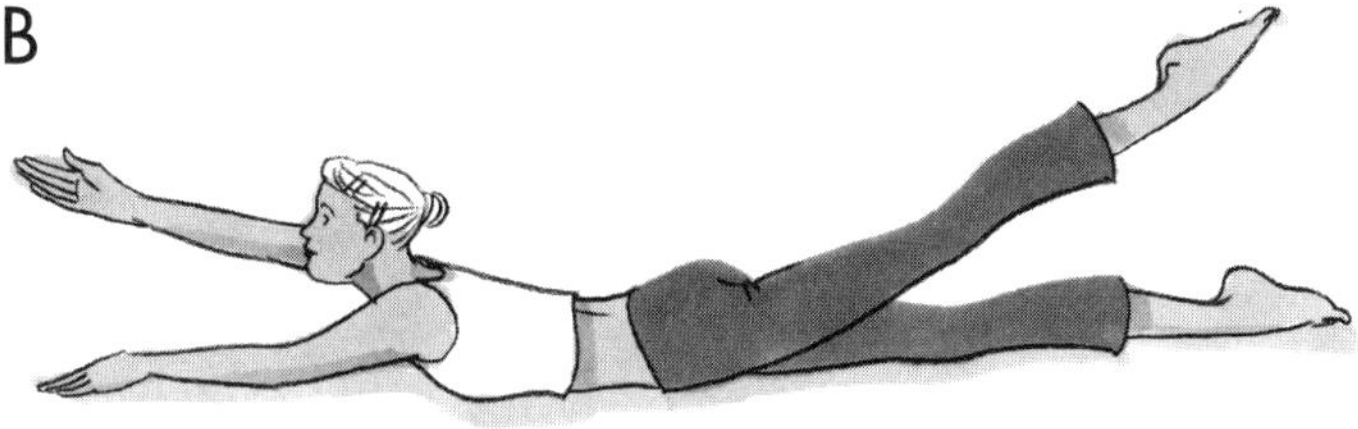

この背筋運動は首の骨の負担を軽くします

二五ページのＢ図のように仰向けになり、ヒザを曲げ、両手を側頭部にそえ、お尻《しり》を上にもち上げます。（一〇回×二セット）

この運動は、下腹部（腹横筋）、背筋などを引きしめる効果があります。ただし、腰痛がある場合はおこなわないでください。

❖背筋の強化運動

前ページのＡ図のように仰向けになり、両ヒザを九〇度曲げて立てます。息を吐きながら、背筋を下へ（床へ）押しつけていきます。腰に負担をかけずに背筋の強化がはかれます。

次に、Ｂ図のように腹ばいになり、右腕と左足を同時にゆっくりと上げ下げします。顔は中指の先を追っていきます。片側を一定回数おこなったら、次に左腕と右足を上げて、背筋を鍛《きた》えます。（片側一〇回ずつ）

❖筋肉について

私たちのカラダには、名前のついている筋肉がなんと六三九個もあります。それらを大きく分けると、カラダを動かす骨格筋《こっかくきん》、心臓を動かす心筋《しんきん》、内臓を動かす内臓筋の三種類になります。

これらの筋肉は、それぞれの働きに合わせて、さまざまな特徴をもっています。たとえば、手や足の筋肉は、骨を真ん中にして両側に対《つい》になってついており、一方が縮めばもう一方が伸びるという仕組みになっています。

一番短い筋肉は、耳の中にある、四～五ミリのアブミ骨筋です。一番長い筋肉は、腰からヒザの内側に伸びている縫工筋《ほうこうきん》で、長さが五〇センチもあります。

しゃっくりも筋肉の働きで起きます。その筋肉は横隔膜《おうかくまく》です。ちなみに、しゃっくりを止めるときは、私は頸椎《けいつい》の六番目の骨を押さえて、あごを上下させて止めます。頸椎のその部分の神経がしゃっくりと関係しているからです。

それから、下を向いたまま、コップの水をすするようにして飲むとしゃっくりが止まることがあります。

筋肉は美しいカラダをつくるだけでなく、泣いたり笑ったり息をしたりと、私たちが生きていくための大切な働きにも関係しています。

Q3 パソコンで目が疲れ、視力も落ちてきたようです。ときどき頭痛と肩こりもありますが、何か対策はないでしょうか？

パソコンやテレビの画面を長いあいだ見続けていると、目が疲れて、眼球を動かす筋肉も疲れます。首の筋肉や関節も硬くなり、血行が悪くなり、頭痛が起き、肩こりも併発《へいはつ》します。肩甲骨《けんこうこつ》周辺の筋肉も緊張して硬くなります。

目の疲れ、頭痛、肩こりは、セットで起こる症状です。原因は、目を酷使《こくし》することや、同じ姿勢でパソコンの仕事をしてしまうことにあります。また、筋肉の疲労とは別に、精神的なストレスや体調不良からくる目の疲れもあるので、その判断も必要です。

こうすれば

骨盤のもどし運動と、肩甲骨周辺の筋肉をほぐすために肩甲骨のもどし運動をおこないます。

首のもどし運動も有効です。硬くなった首の筋肉をゆるめることで、目の疲れからくる頭痛と肩こりを緩和します。これらのもどし運動は、一度にすべておこなう必要はありません。大切なことは、違和感や痛み、だるさなど、カラダからのサインが送られている部位とは、反対の方向へ、カラダを動かしてあげることです。

また、首の後ろ側にあるツボ、風池《ふうち》（天柱の後ろにあるくぼみ）、天柱《てんちゅう》（後ろ首の真ん中の太い二本の筋肉が頭につながる外側）、完骨《かんこつ》（耳の後ろの固い骨の先）をやんわりと指圧するのも効果的です。

●首の後ろ側にあるツボ

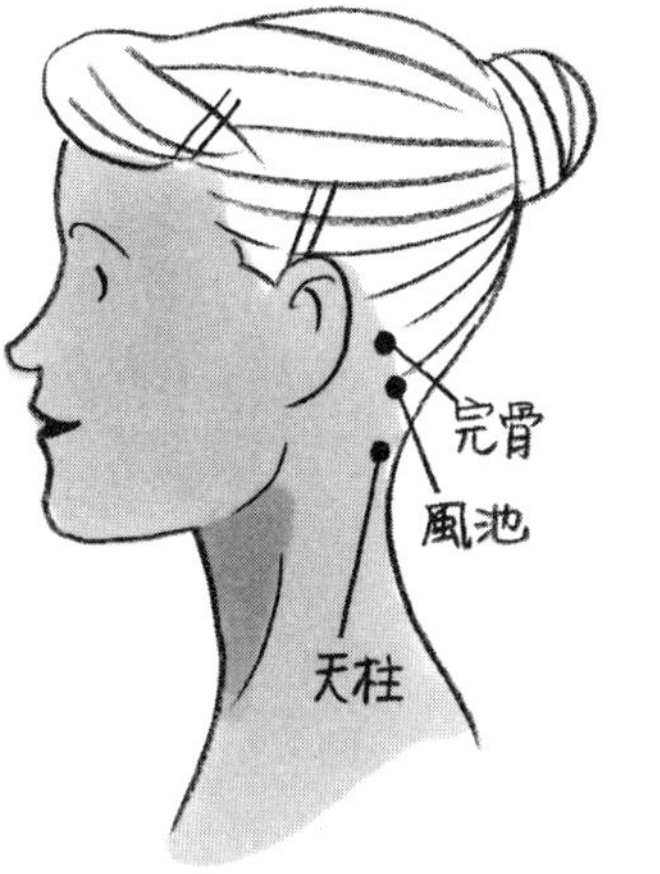

❖肩甲骨のもどし運動

①上下運動（三三ページのA）

両肩を両耳につけるくらいの気持ちで上げて、下ろします。息を吸いながら上げて、吐きながらゆっくりと下ろします。（五回×一セット）

②上下交代運動（三三ページのB）

首に向かって、肩甲骨を左右交互に上下に動かします。（一〇回×一セット）

③引き出し引きよせ運動（三三ページのC）

両手を組んでヒジをしっかり伸ばし、前方へ押して肩甲骨を引き出し（開き）ます。次に、肩甲骨をできるだけ背骨に引きつけるようにします。できるだけ大きくします。（一五回×一セット）

これらの肩甲骨もどし運動は、五十肩や肩こりの予防、スローイング系スポーツ（テニス、野球、バレーボール等）の技術アップに、そして、肩の障害予防になります。

❖首のもどし運動

①首のストレッチング（三四ページのA・B）

首の力を抜き、親指をあごにあてて、ゆっくりあごを押し上げます。

次に手を後ろに組み、頭を前に倒します。（各一〇秒ずつ）

首の筋肉の前後を伸ばし、リラックスさせます。目の疲れと頭痛の予防になります。

②首と肩のストレッチング（三四ページのC）

息を吐きながら、首を横へゆっくりと傾けていき、反対側の腕と手を、床に向けて伸ば

●肩甲骨のもどし運動

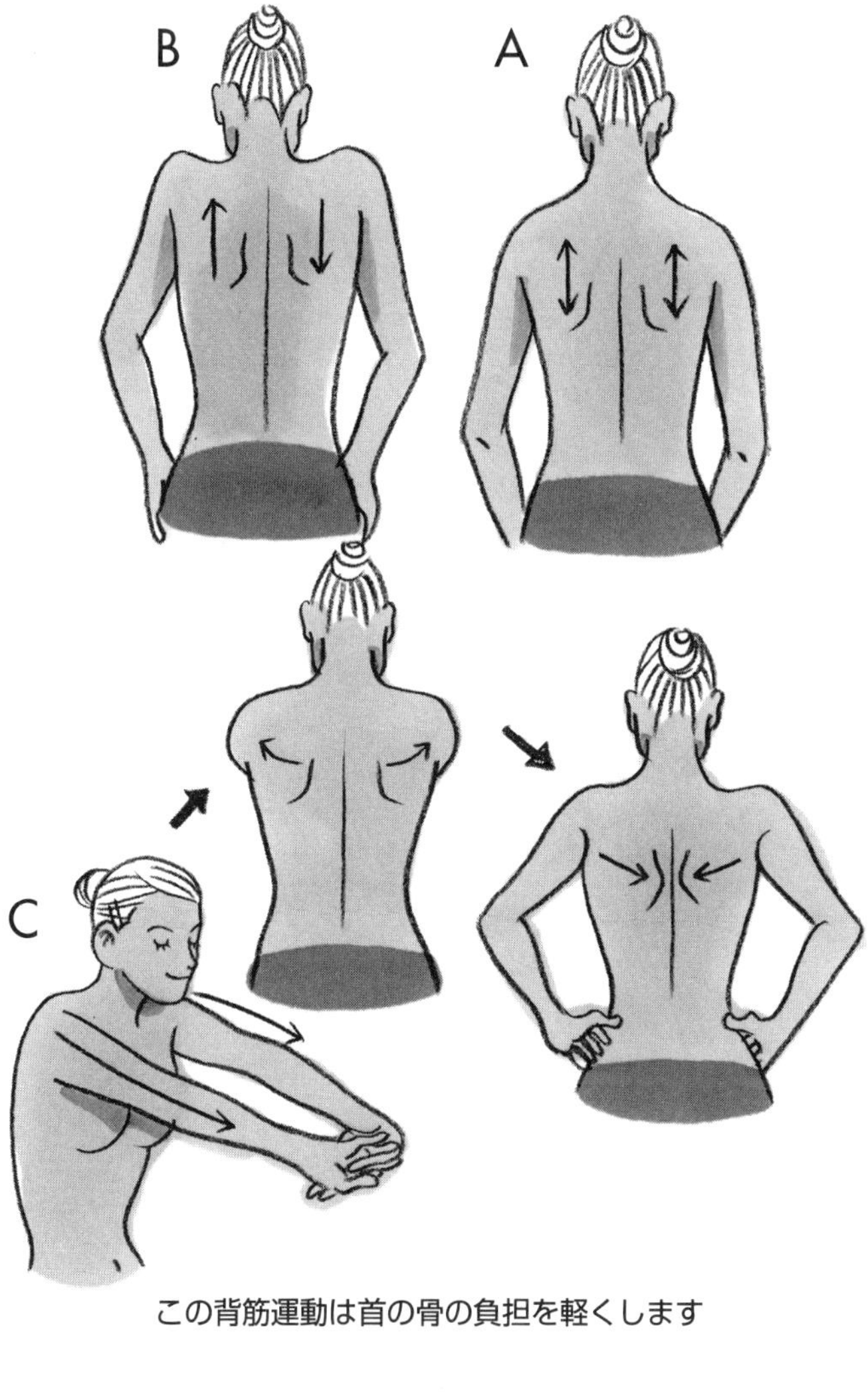

この背筋運動は首の骨の負担を軽くします

します。（左右交互に一〇秒×二セット）
首と肩の筋肉がリラックスし、目の疲れ、頭痛の予防になります。
パソコンの仕事は、三〇分に一回は休んで、まわりを歩いたり水分を補給したり、リラックスする時間をつくりましょう。遠くの景色を眺《なが》めるのもよいでしょう。
また、パソコンの画面を正面から見ることも大切です。パソコンを斜めに置いて仕事をしている人がいますが、これは避けましょう。どうしてもカラダをひねってしまうので、脊椎《せきつい》にゆがみを生じるおそれがあるのです。また、画面に近いほうの目だけを酷使するこ

●首のもどし運動

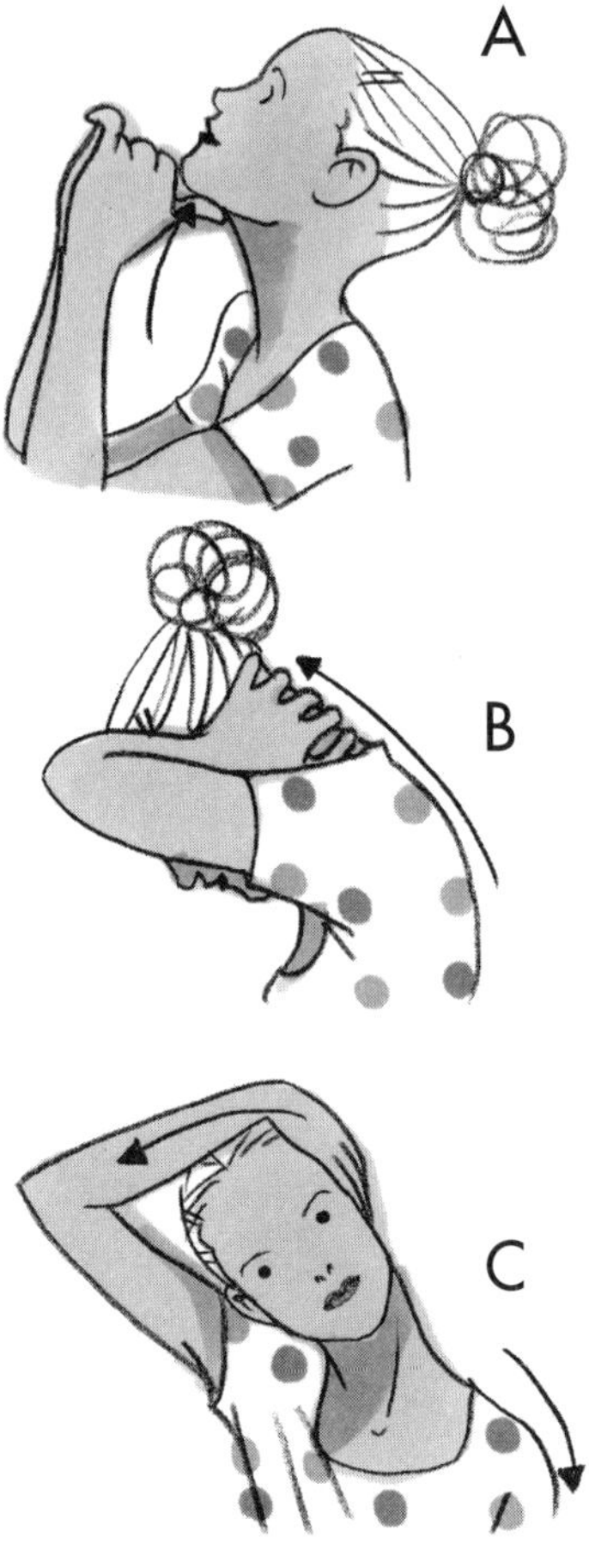

となるので、その目が「効《き》き目」になり視力低下につながります。

患者さんの例①

慢性頭痛に悩まされる（二〇代女性）

慢性頭痛に悩まされていた二〇代の女性のケースです。彼女の仕事は事務職で、連日パソコンの作業に追われ、首の痛みや肩こりもありました。視力も左右一・二から〇・三と〇・二にまで低下していました。

来院した頃は、数日間頭をしめつけられるような鈍痛《どんつう》があり、首の後ろが引っぱられるような感覚があると訴えていました。

首から肩、そして背中にかけての筋肉の緊張度が強く、したがって関節もしめつけられていた状態でした。

私は骨盤のもどし運動、肩甲骨のもどし運動、そして首のもどし運動で筋肉の緊張をゆるめました。そして、「ＡＫＡ治療」で関節の遊びをとりもどしました。

ＡＫＡ治療とは、関節運動学にもとづく治療法です。カラダの関節面の、すべり、回転、回旋《かいせん》などの運動（関節包内運動《かんせつほうない》）を改善する手法です。

具体的には、骨のストレッチングをして、そこの動きをとりもどす手法になります。これは、関節部をやわらかくし、余裕をもたせる療法です。

彼女には週に二回通院してもらいましたが、二回目から頭痛が解消し、四回目で首の痛みと肩こりが解消しました。慢性頭痛の中でも、後頭部《こうけいぶ》（首の後ろ側）から後頭部にかけての筋肉が緊張して起こる、緊張型頭痛の一種でした。

長時間のパソコン作業で、同一姿勢になってしまい、背中から後頭部の筋肉にストレスが生じていたと考えられます。そこで、仕事中であっても二〇分から三〇分に一回は、骨盤のもどし運動と肩甲骨のもどし運動をおこなうようアドバイスしました。また、とくに運動はしていないということでしたので、休日などには、ゆっくりとリラックスしながらクロールで泳ぐようにすすめました。

Q4 仕事中、背中を丸めていると楽なのですが、猫背はよくないといわれます。いつも背筋を伸ばしているほうがよいのでしょうか？

たまには猫背になって休みましょう。

疲れると、背中が丸くなり猫背になりがちです。じつはこれは、背筋をリラックスさせるためのストレッチになっているのです。その意味では、猫背は必ずしも悪い姿勢ではありません。

私たちは、背筋をつねに働かせています。カラダには重心線というものがあり、それは背骨よりも前の位置にあります。そのため、背骨にはいつも、前に曲がろうとする力が働いています。そのカラダを、前に倒れないようにしているのが背筋なのです。ですから、背筋はつねにストレスにさらされているのです。

私は、バレエダンサーの背骨や背筋をケアしたことがあります。舞台でのあのしなやかな動きから、カラダも「柔《じゅう》」のイメージがありました。しかし、背骨の動きは悪く背筋も

●座っているときの背骨の位置

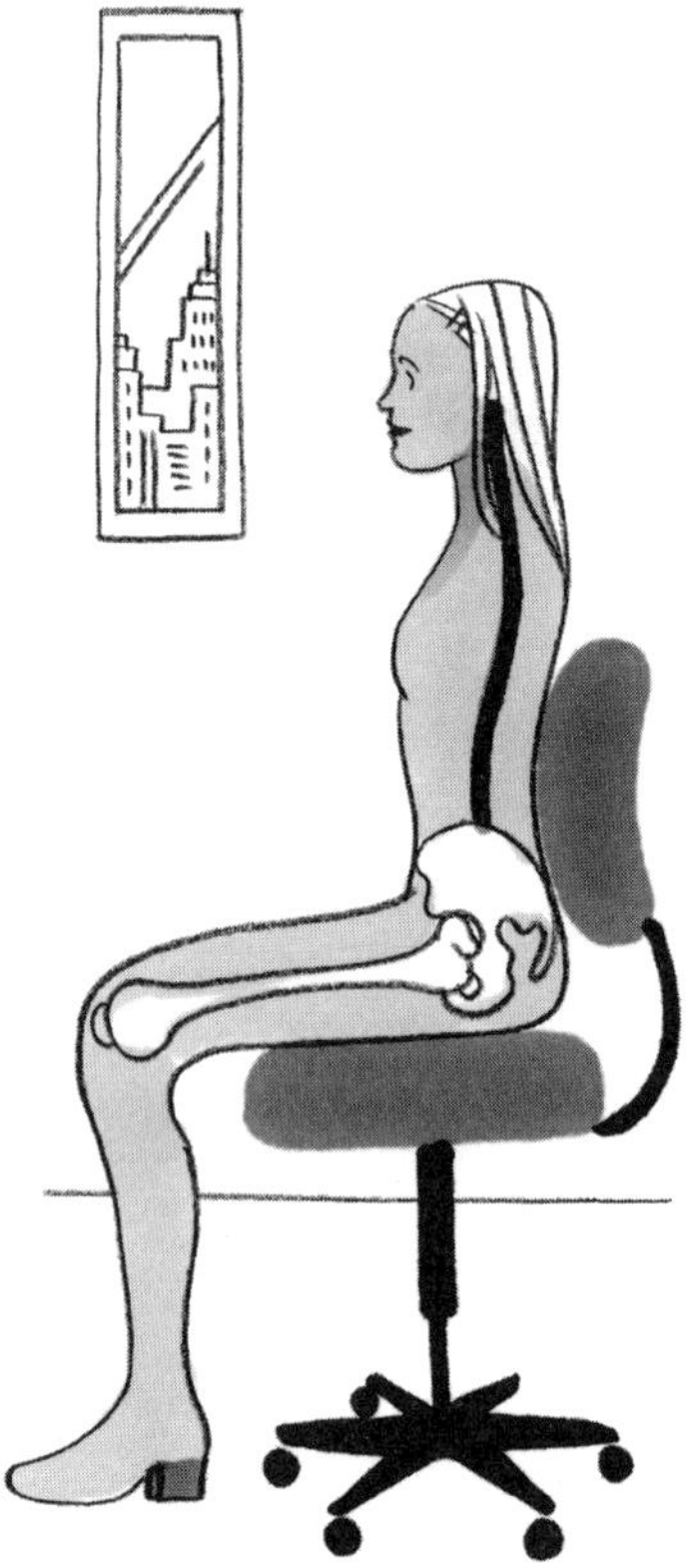

硬化して、「剛《ごう》」のカラダをもつ人がじつに多かったのです。

バレエのカラダの動かし方にはカラダの軸を固めてしまうものもあり、結果として、背筋を緊張させて脊椎《せきつい》全体を硬くしてしまったものと思われます。

こうすれば

疲れを感じたときは、猫背の姿勢で休息をとってもかまいません。背筋をリラックスさせ、疲労を避けるためには、猫背の姿勢が効果的なのです。猫背のときは背筋をストレッチしていることになるので、背筋を休めることができるのです。

しかし、猫背は見た目にも悪く、長時間続けると内臓が圧迫されたり、背骨を支えている靭帯《じんたい》にストレスもかかります。やはり、猫背になるのは一息入れるあいだぐらいにし、ふだんは背筋を伸ばしたよい姿勢ですごしましょう。

Q5 夏場、エアコンが効いている部屋にいると、だるくなったり、体調が悪くなってきます。何が原因でしょうか？

やはり冷房でカラダを冷やしすぎることが問題です。

カラダを冷やしすぎると、筋肉が硬くなります。すると、血液の流れが悪くなります。

そして、血流が悪くなると、カラダにいろいろなトラブルを招きやすくなるのです。

首や肩がこる、背中が硬くなる、腰が重くなるといった症状は、結局は、そこの血流が悪くなっているということなのです。

長時間同じ姿勢でいること自体が血流を悪くします。今問題になっているエコノミークラス症候群は、同一姿勢を長時間続けた結果、静脈に血栓《けっせん》ができ、それが呼吸困難や心停止をもたらす病気です。それほど、健康にとって血液の流れというものは、非常に重要なのです。

それから、部屋の中と外を何度も出たり入ったりしていると、体温を調節する自律神経《じりつしんけい》の切り替えがうまくできなくなり、気分が悪くなることもあります。外と室内の温度差が大きいほど、体調を悪くしてしまうのです。

こうすれば

①もう一枚、服を着て、カラダを温めて血流をよくする努力をしましょう。暑い夏でも、冷たいものは避け、温かい飲み物や食べ物をとるようにしましょう。
②窓を少しだけ開けて、外気にふれるようにしましょう。エアコンの温度を調節して、外との気温差を小さくすることも大切です。
③デスクワークでも、こまめに動くようにしましょう。動けば、それだけ血流がよくなります。

もどし運動も血流をよくする効果があります。筋肉をほぐすということは、すなわち、血流をよくするということなのです。

●コラム●

首をポキポキは危険です！

整体治療を受けたことがある人は、首をポキポキ鳴らしてもらった経験があると思います。

すっきりした気分になるので、自分で首をポキポキ鳴らすのがクセになる人もいます。

カラダの関節のポキポキという音は、筋肉を急激に伸ばすことで、骨と筋肉を結ぶ腱《けん》という部分がこすれて鳴る音とされています。

また、そのときに老廃物が放散されるので、スカッとした爽快さを感じるともいわれています。

しかし、自分で首を鳴らすのはとても危険です。肩こりになる可能性があるだけでなく、下手におこなうと手にシビレや麻痺《まひ》があらわれる場合もあります。頸《けい》椎《つい》の中は全身の神経の通り道だからです。

そもそも、関節をポキポキならすためには、瞬間的にオーバーストレッチをかけなければいけません。そのために関節を支えている筋肉や靭帯《じんたい》は急激に伸ばされます。

それをくり返しおこなっていると、筋肉や靭帯がゆるみすぎてしまいます。そして、重たい頭を首の関節で支えられなくなってしまいます。

そうなると、関節は首から肩にかけての太い筋肉に助けを求めるようになり、結果的に肩こりを起こしてしまうというわけです。

Q6 一日中仕事で椅子に座っているので、腰が痛くなることがあります。慢性化しないようにするには、どうすればよいのでしょう？

一日中デスクワークをしているということは、同じ姿勢で長時間下を向いているということです。すると、首から背中、そして腰の筋肉が引っぱられて硬くなりやすくなります。腰の骨（骨盤）から首の骨（頸椎《けいつい》）までは、脊柱起立筋《せきちゅうきりつきん》という筋肉で結ばれているので、ずっと下を向いたままだと、骨盤の周囲も緊張してしまいます。これが腰痛を引き起こす原因になるのです。

また、疲れてくると気づかないうちに椅子の上でお尻が前にずれていきます。すると、首が前に曲がり、首の筋肉にストレスがかかります。つまり、悪い姿勢になると、筋肉が引っ張り合う状態になるので、さらに疲れやすくなるのです。

椅子に座っているとき、よく脚を組む人がいます。この動作は、緊張した骨盤の筋肉がストレスを感じたので、お尻の筋肉（臀筋《でんきん》）を伸ばそうというカラダの自然な反応なのです。つまり、無意識のうちにストレッチをしているわけです。

本来は脚を組まないほうがいいのですが、もし組む場合は、交互に組むことをおすすめします。いつも同じ脚の組み方をしているとカラダにゆがみを生じます。右脚を上にして組んだら、数十秒から数分以内に、左脚を上にして組むようにしてください。

こうすれば

脊柱起立筋をゆるめれば、疲れと腰痛を予防できます。首のもどし運動と骨盤のもどし運動をしてください。

また、いわゆる「でっ尻」の人は、仕事の途中で三〇分に一回は深呼吸をしましょう。腹筋を意識しながらゆっくり大きく息を吐くことが大切です。

左図のように、でっ尻の人は、骨盤が前傾しています。つまり腹筋がゆるんでいます。深呼吸は、息を吐くときに下腹を意識すると腹筋をひきしめる効果があるのです。

逆に、いわゆる「へっぴり腰」の人は、骨盤が後傾しています。椅子に座った状態で、ゆっくり大きく後ろへカラダを伸ばしましょう。これは骨盤のもどし運動にもなります。

後傾が強い人は、うすめの座布団を二つ折りにして、その上に座ると楽になります。こ

●骨盤の前傾と後傾

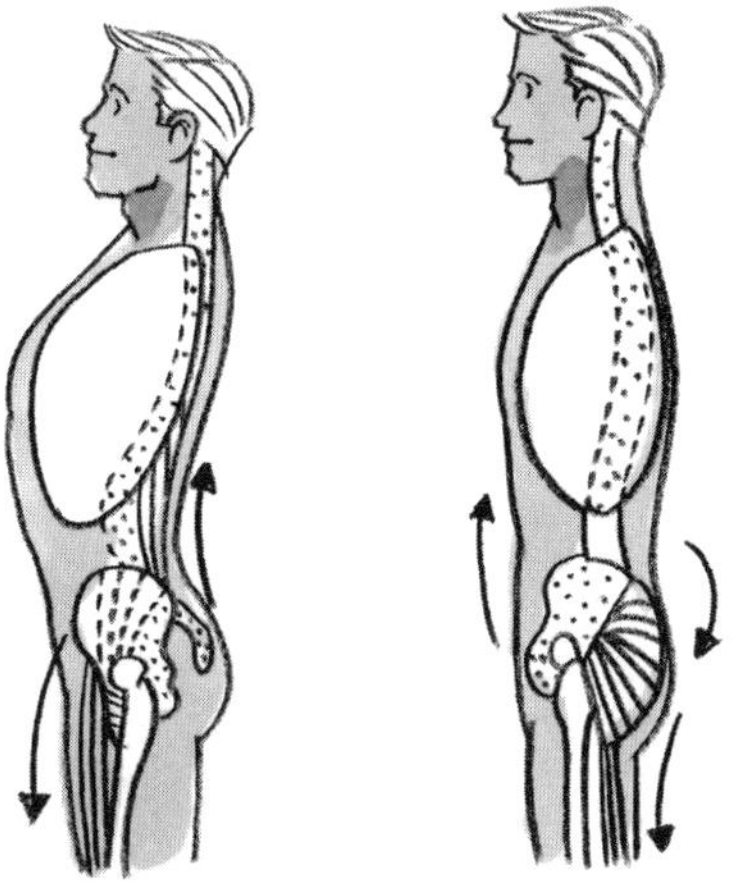

前傾　　後傾

れは、座布団が骨盤をもち上げる作用をするためで、背骨がきちんと骨盤の上に乗るようになります。骨盤の上に背骨が乗っていないと疲れやすくなるのです。

ちょっと専門的な説明になりますが、頸椎（首の骨）から骨盤（仙骨《せんこつ》）までの骨を脊椎《せきつい》（脊柱）といいます。

骨格の基礎である脊椎は、頸椎《けいつい》七個、胸椎《きょうつい》一二個、腰椎《ようつい》五個、仙椎《せんつい》五個、尾椎《びつい》三～五個から構成されます。成人になると脊椎は融合し、五個の仙椎は仙骨となり、尾椎も同様に尾骨となります。

人体を横から見ると、脊椎はまっすぐではなく、ゆるやかに左右にカーブしていることがわかります。胸椎のカーブを後弯《こうわん》、頸椎と腰椎のカーブを前弯《ぜんわん》といいますが、このカーブの組み合わせは、下肢からの衝撃を吸収する働きをします。つまり、脊椎はゆるやかにカーブしているのが自然で正常な状態です。

脊椎には、脳から脊髄《せきずい》へ連《つら》なる神経を通す管状になった孔があり、脳脊髄神経はこの中を通っています。

もし脊椎がゆがんでいたりすると、その神経が圧迫されたり、逆にゆるめられたりして、さまざまな病気を引き起こします。

また、各脊椎には椎間孔《ついかんこう》と呼ばれる孔があって、脊髄から枝わかれした神経が各臓器と器官に分布しています。

脊髄神経はカラダの各臓器や器官などに関係しています。椎間孔がある脊椎が、いかに重要なものであるかがわかると思います。

脊椎の筋肉は、椎間孔のところで、一定の圧力で神経繊維をつつんでいます。もし、その圧力がアンバランスになると、カラダにさまざまなトラブルを引き起こします。

ですから、筋肉のバランスというのは非常に重要なのです。

脊椎の状態を診ただけで、病名をぴたりと当てる医師もいます。異常を起こしている脊

●脊椎と脊髄神経、臓器との関係

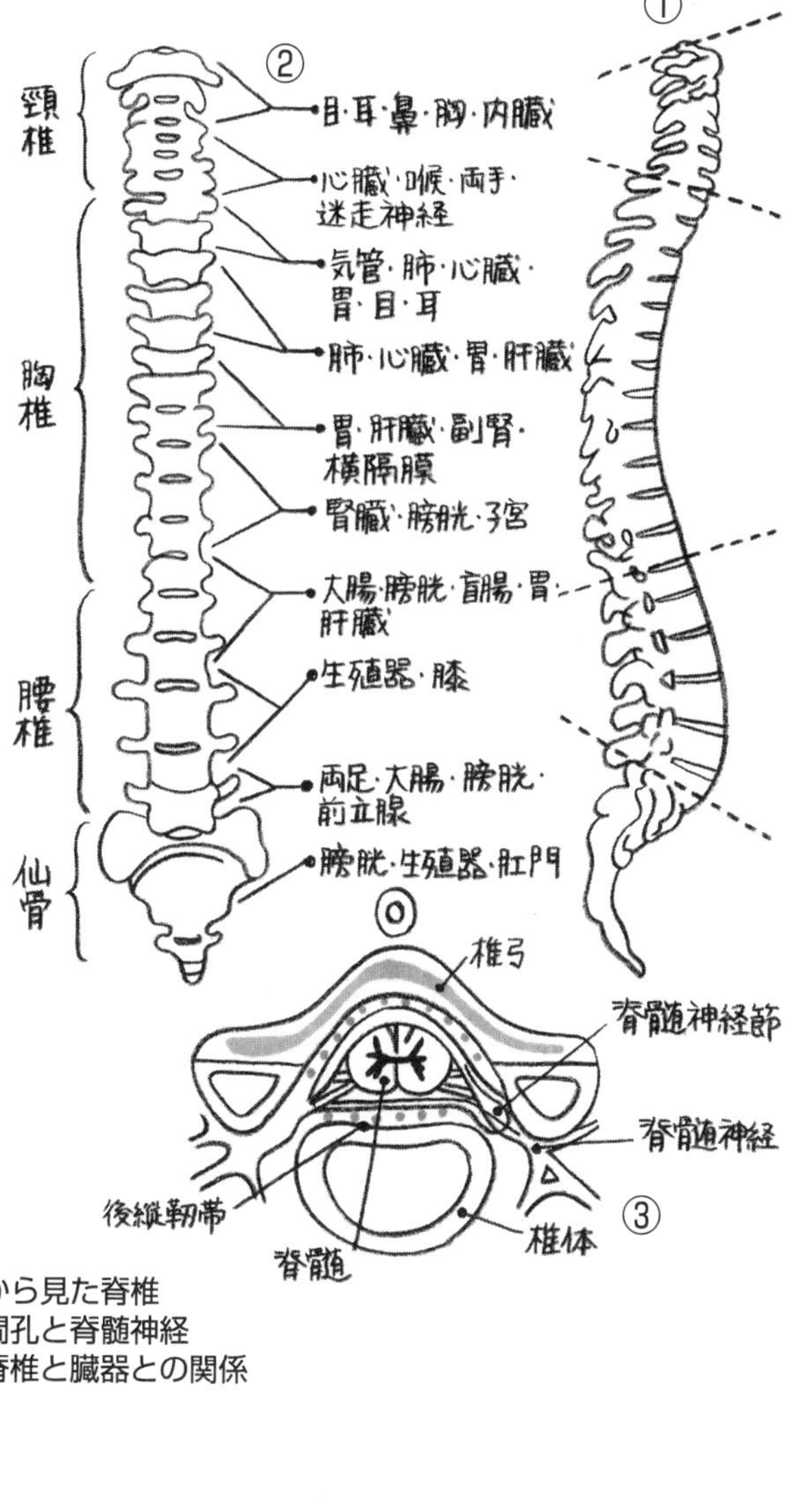

①横から見た脊椎
②椎間孔と脊髄神経
③各脊椎と臓器との関係

椎の場所から、カラダのどこの部分に故障や病気を起こしているか判断できるのです。

では、脊椎がゆがんだり曲がったりしないようにするにはどうしたらいいでしょう？　それは、ひと言でいうなら「カラダのバランスをつねに保つ」ということです。

人間のカラダは、各部分にそれぞれ重心があり、頭も手足も重心を保つことでバランスをとっています。その重心を総合的に集めた線を総合重力線といいます。

もし、立った姿勢が前のめりだったり、反《そ》り気味だったりすると、総合重力線は乱れます。これが乱れると、カラダを重く感じたり、疲れたり、やがては故障を起こしたりしま

●総合重力線

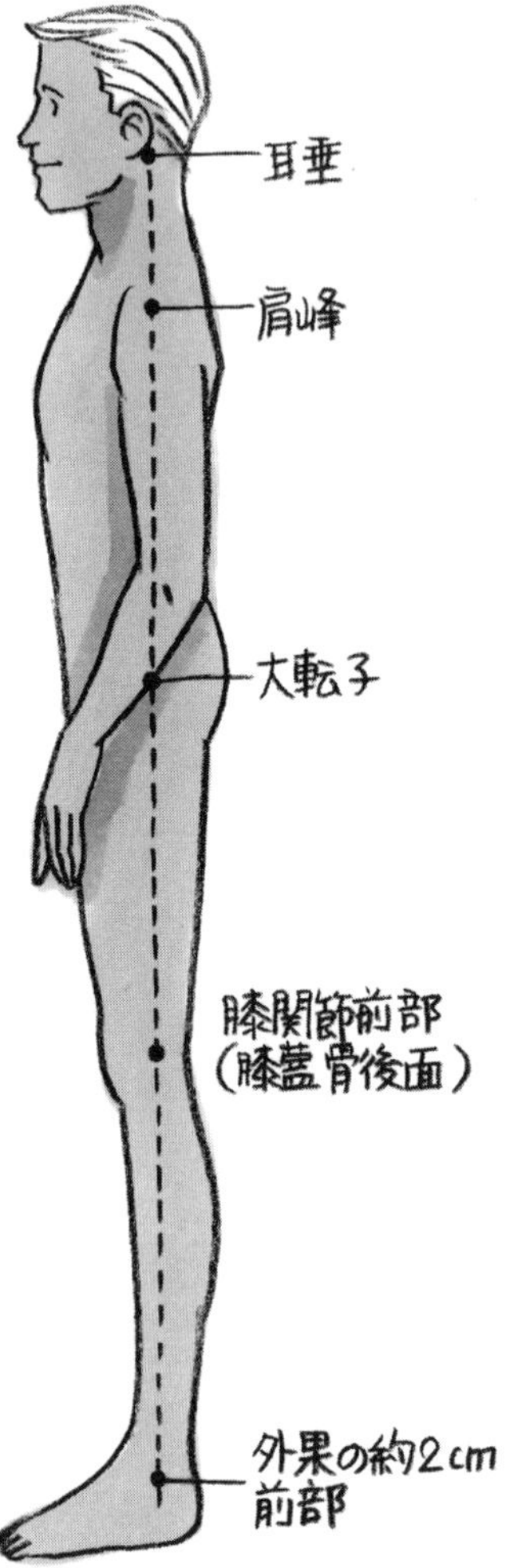

す。

私たちメディカル・トレーナーは、この総合重力線を維持できるカラダづくりをすることが健康の基本と考え、そのためにカラダの各部の筋肉や関節を調整します。

「調整」とは、硬くなったり緊張したりしている筋肉を、運動やストレッチングでほぐして、やわらかくしたり、または強化したりすることです。

しかし大切なのは予防です。故障や病気が起こる前に、日常的に、カラダをバランスよく、本来の自然な状態に保っていることが重要になります。

Q7 椅子の上で「あぐら」をかきたくなります。脚を組んで座らないほうがいいというのはほんとうですか？

脚がだるいからあぐらをかきたくなるのだと思います。だるさは血流が悪くなっていることのあらわれです。それも、腰のほうから血流が悪くなっているので、腰をターゲットにストレッチをしましょう。

できればあぐらをかかないですむほうがいいのですが、あぐらをかく場合でも、同じ脚を上にしないようにしましょう。

あぐらをかきたくなるというのは、カラダがストレッチを要求しているのです。ですから、腰や脚の筋肉のもどし運動が必要となります。

こうすれば

骨盤のもどし運動と腰を伸ばすストレッチをして腰周辺の血液の流れをよくします。

●腰を伸ばすストレッチ

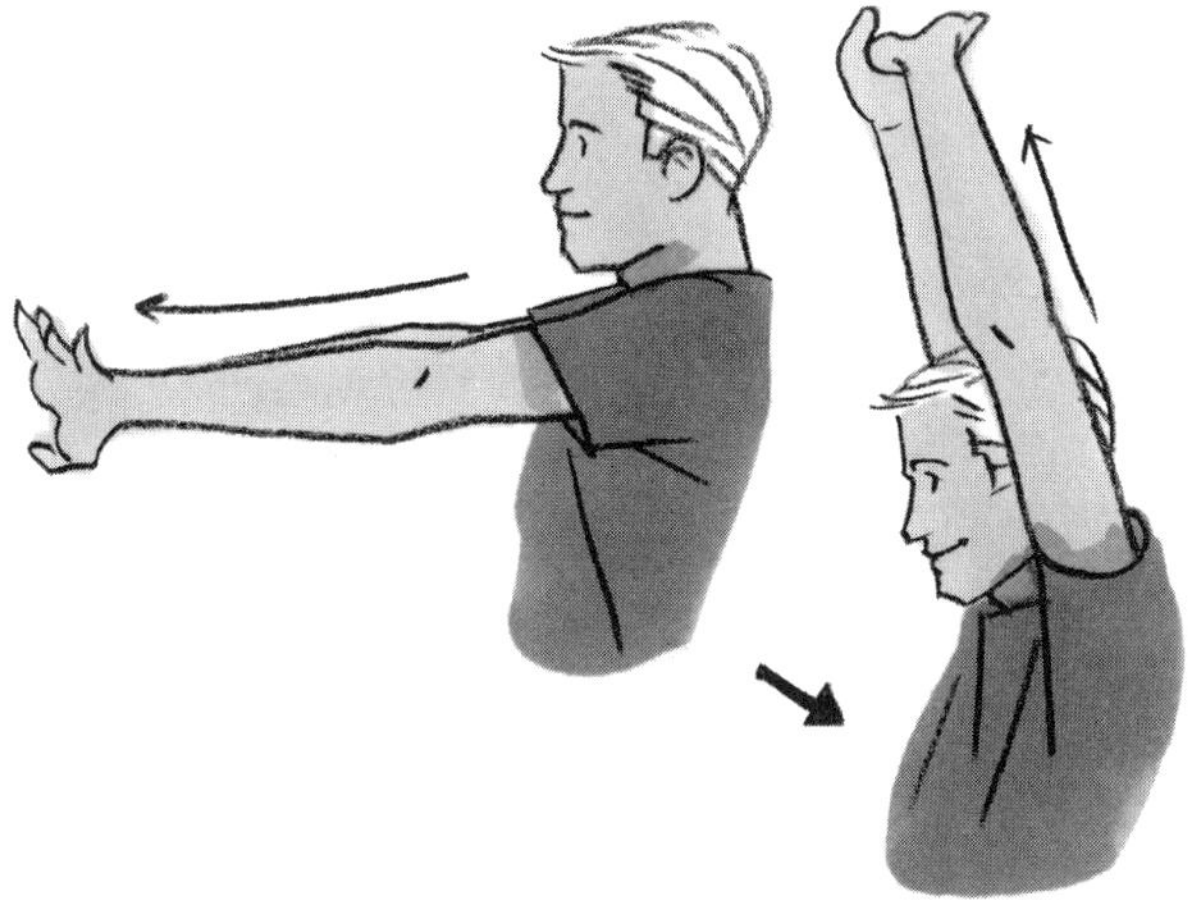

●側屈運動

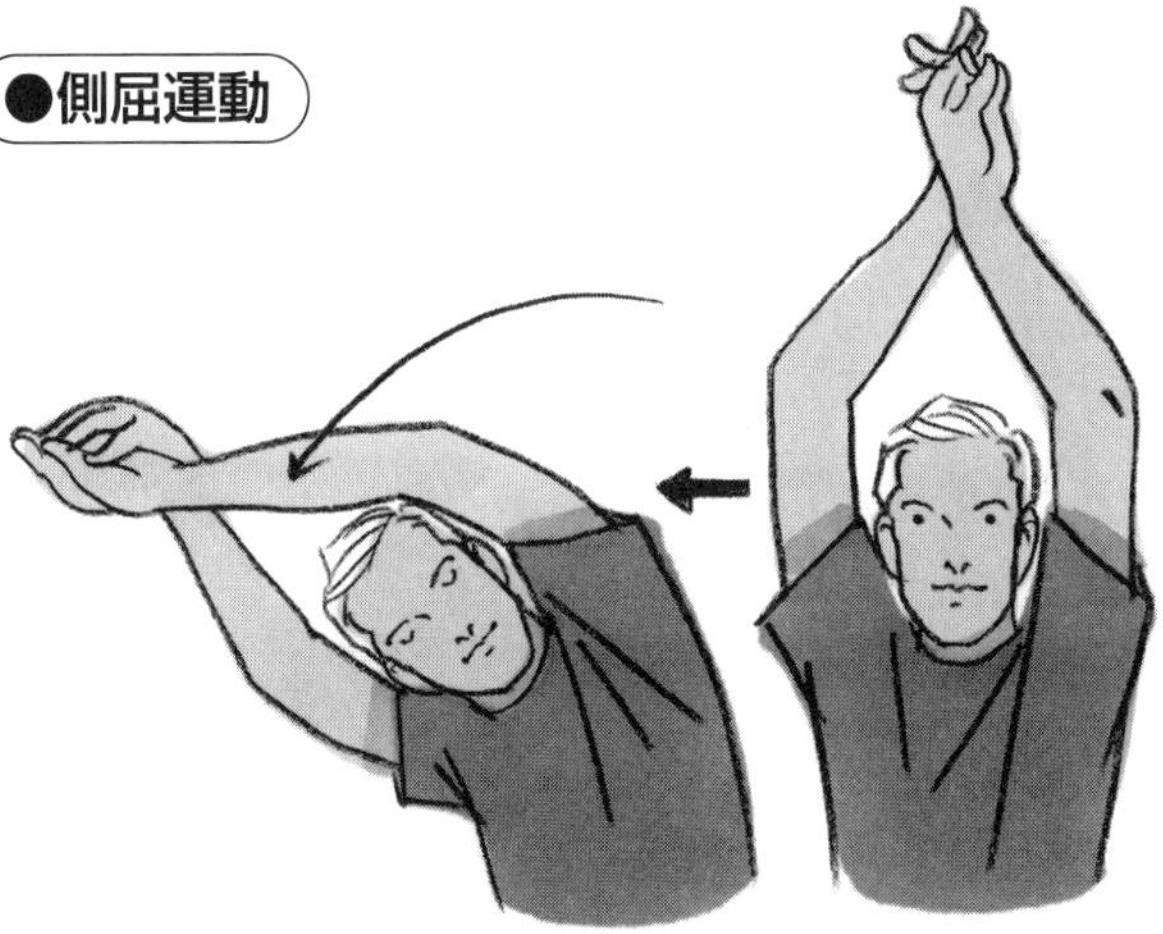

また、足をぶらぶらさせたり、ヒザの回転運動と足首の回転運動をして、脚の血行もよくしましょう。

❖腰を伸ばすストレッチ

①前ページの上の図のように両腕を上げて頭上で交差して組み、ゆっくり息を吐きながら、そのまま上に、垂直に伸ばします。

腹部と背中の筋肉をリラックスさせ、腰痛の予防になります。

②側屈運動　前ページの下の図のように両腕を上げて頭上で交差して組み、ゆっくり息を吐きながら、カラダを横へ傾けます。五秒かけて傾けて、三秒かけてもどします。（三回ずつ×一セット）

上体の側面の筋肉をリラックスさせます。

❖ヒザの回転運動

この運動は立っておこないます。次ページの図のように両脚をそろえ、ヒザに手をあてて、左右に回します。（左右一〇回ずつ）

●ヒザの回転運動

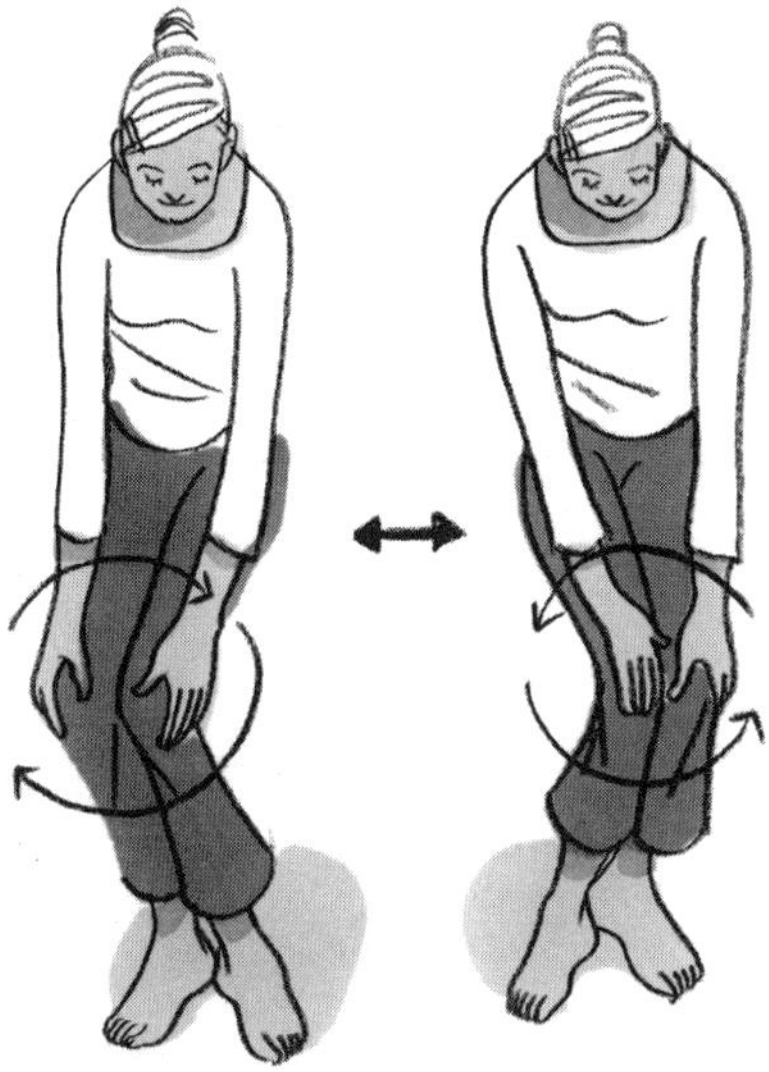

●足首の回転運動

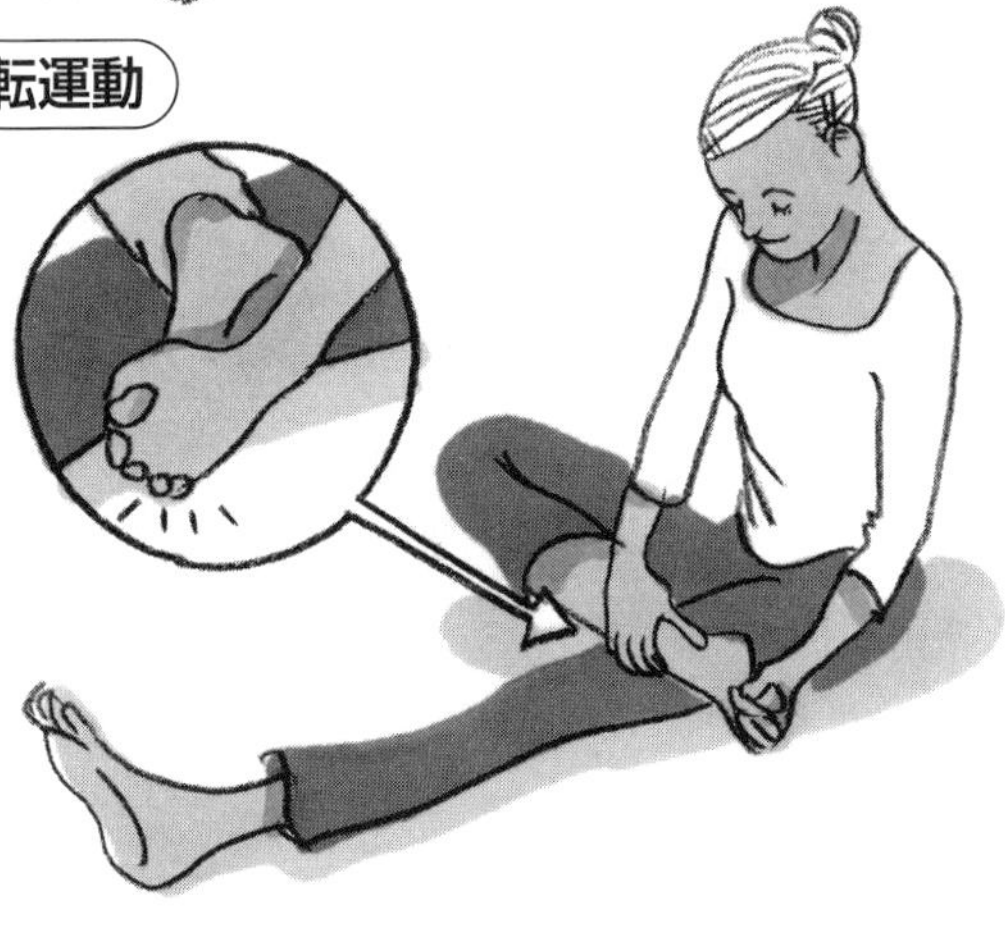

ヒザの関節とそのまわりの筋肉をリラックスさせます。

❖足首の回転運動

前ページの下の図のようにまず右足首を左脚のヒザに乗せ、右手でカカトをもち、左手でつま先をもち、ぐるぐる回します。（右回転一〇回、左回転一〇回）

次に左足も同じようにおこないます。

足首を回すと、ふくらはぎの筋肉（下腿三頭筋《かたいさんとうきん》）や、スネの筋肉（前脛骨筋《ぜんけいこつきん》）もほぐれて、歩きやすくなる効果もあります。

Q8 歩き始めるとき、ヒザが痛みます。しばらく歩いていると痛みは軽くなりますが、大丈夫でしょうか？

日本人は、欧米人と比べてヒザを酷使しています。

たとえば、椅子に座ったり、椅子から立とうとする場合、日本人は主にヒザの力を使っています。ところが、欧米人は主に腰の力（股関節《こかんせつ》）を使います。

座ったり立ったりするとき、上体を前に倒して、軽くおじぎをするように腰を折ってみてください。ヒザがずいぶん楽になることがわかるはずです。

低いソファーなどに座るとき、よく、ドサッとお尻を落とす人がいますが、これも「ヒザで座ろうとしている」からです。

太りすぎの人も増えてきました。体重過多は、まず一番先にヒザに負担をかけます。まして、歩くところはアスファルトかコンクリートの上です。これもヒザ痛につながります。

多くの人が日常的にヒザに無理をさせています。現在、ヒザの故障は非常に増えているのです。

実際に痛みが続くようなら、念のために整形外科での受診をおすすめします。病院のレントゲン検査で異常がなくても、ヒザの痛みが続くケースもよくあります。靴が原因になっている場合もありますし、カラダのどこかをかばって動くことで痛くなる場合もあります。

また、姿勢のクセが原因となっている骨盤や股関節のひずみからも、ヒザの痛みは起こります。さらに、筋肉の柔軟性の不足や、筋力不足が原因で起こる場合もあります。痛みがあるときは無理をしないことが重要です。

ヒザには内側広筋《ないそくこうきん》という筋肉があります。ヒザのお皿の上の部分で、内側に盛り上がっている筋肉が内側広筋です。この筋肉はヒザの安定性に最も関係しているので、衰えるとヒザに力が入らなくなります。

たとえば、階段を下りるときに、ガクガクと「ヒザくずれ」を起こす状態などは内側広筋が弱くなっている証拠です。ヒザの安定のためには内側広筋をしっかり鍛える必要があります。バランスをとるために、外側《がいそく》広筋も鍛えましょう。

こうすれば

まず、骨盤周辺の筋肉と、太モモ（大腿部）、そして、ふくらはぎの筋肉をリラックスさせます。その後、股関節の筋肉と、内・外側広筋を強化します。いずれも、もどし運動でできます。もどし運動には、リラックスバージョンと強化バージョンがあります。

■リラックスバージョン

骨盤のもどし運動と太モモのもどし運動（ストレッチング）、ふくらはぎのもどし運動（ストレッチング）をします。

❖太モモのストレッチング

A図（五九ページ）のように股関節をまっすぐ伸ばして、カカトをお尻のほうに引きつけます。（左右交互に一五秒間ずつ）

❖ふくらはぎのストレッチング

B図（五九ページ）のように、前のヒザをゆっくり曲げながら体重を前に移します。後

ろのヒザは曲げずに、ふくらはぎの筋肉をゆっくり伸ばしていきます。（左右交互に一五秒間）

■強化バージョン

股関節のもどし運動とヒザのもどし運動をします。

❖股関節のもどし運動（股関節の筋肉の強化）

外転運動――次ページのC図のように、脚を少し開いて椅子に座ります。両手をヒザの外側にあてて、手で抵抗を加えながら太モモを開きます。

内転運動――逆に、太モモを内側に閉じます。今度は手の甲をヒザの内側にあてて、抵抗を加えます。（それぞれ、五秒間を一回とし、一〇回おこないます）

股関節周辺には、外転筋と内転筋があります。この筋肉が弱くなると脚の左右の長さが違ってくる場合があり（下肢長差）、ヒザの痛みの原因にもなります。

この股関節もどし運動を七〜八回おこなうだけでも、左右の脚のバランスがととのいま

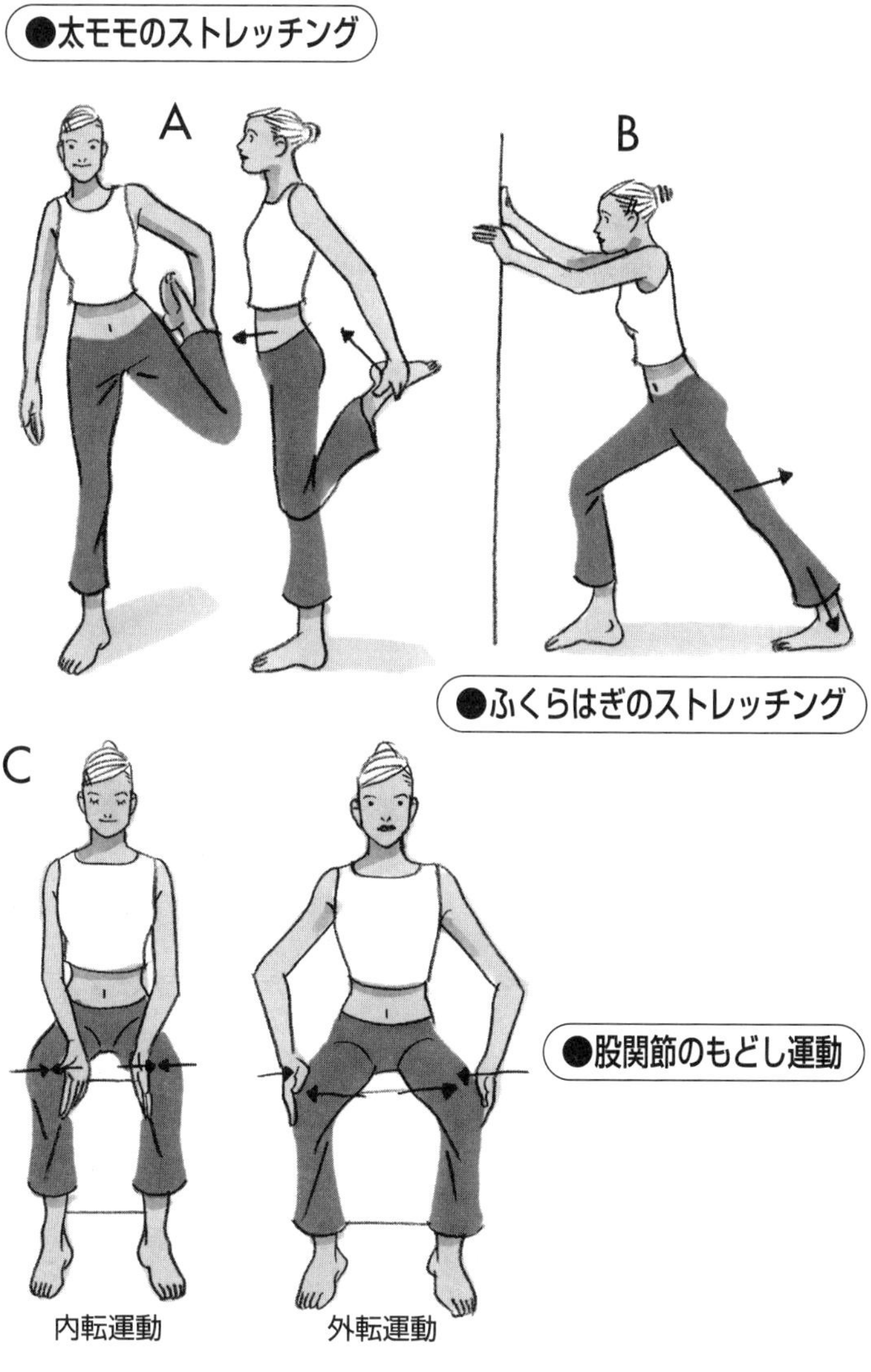
●太モモのストレッチング
A
B
●ふくらはぎのストレッチング
C
●股関節のもどし運動
内転運動
外転運動

す。脚の左右差がなくなれば、下肢にかかる重みが均等になるので、ヒザの痛みも緩和《かんわ》されます。

また、われわれのカラダには、リンパ管と呼ばれるものがあり、そこには微生物からカラダを守るリンパ液が流れています。脚の筋肉を動かすことによって、このリンパ液は上へ上へと押し上げられていきます。もしこのリンパ液が滞《とどこお》ると、脚にむくみが出ます。股関節もどし運動は、リンパ液の流れをよくする運動にもなります。

❖ヒザのもどし運動（内・外側広筋の強化）

内側広筋は、ヒザの上の内側にある筋肉で、サッカー選手の脚は、この筋肉がとても発達しています。内側広筋の運動は次のようにおこないます。

まず椅子に、ヒザの裏があたる程度まで深く座ります。そして、ゆっくりと足を上げてヒザを伸ばします。そのときは、つま先をやや外側に向けます。しっかり伸ばしたら、五秒間キープし、ゆっくりもどします。左右交互に、五分から一〇分程度おこないます。

外側広筋もバランスよく鍛えましょう。外側広筋を強化するときは、つま先を内側に向けて同じようにおこないます。

●ヒザのもどし運動

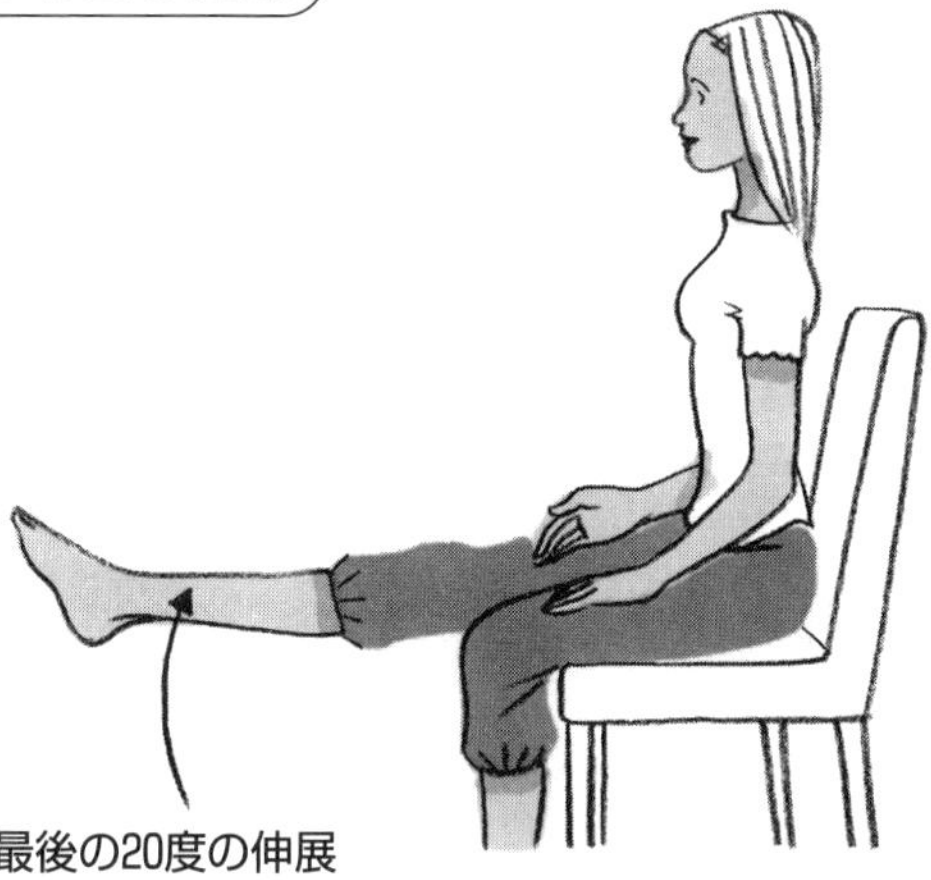

内側広筋は最後の20度の伸展時に働く筋肉

●股関節スクワット

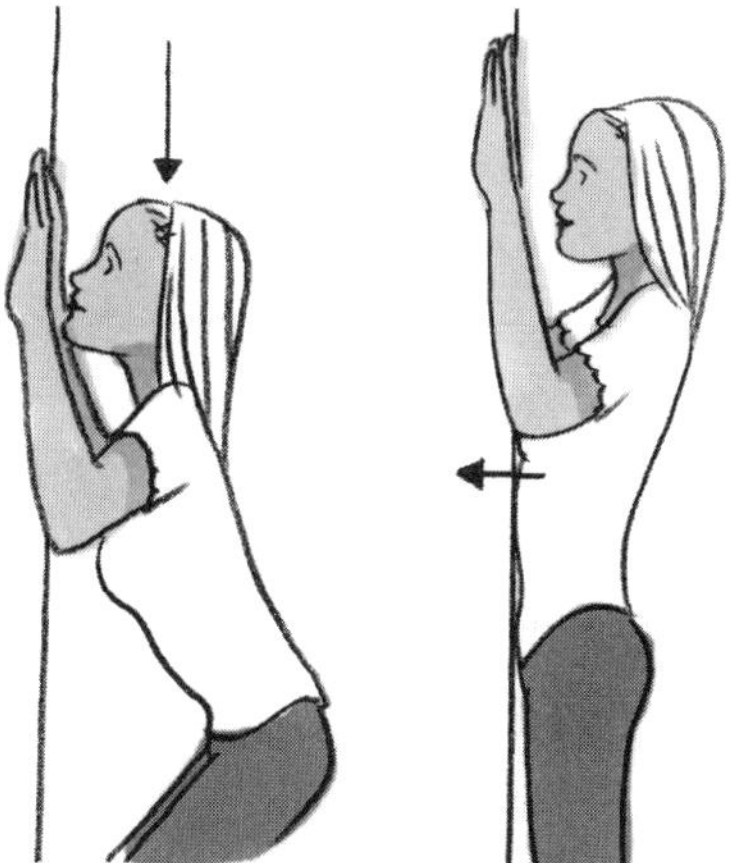

お尻の筋肉と背筋にハリ感を感じておこなう。ヒザを曲げるよりもはじめにお尻を後ろへ突き出す感じ

また、ウォール（壁）・エクササイズの股関節スクワット（屈伸運動）をして、股関節周辺の強化と柔軟化をはかります。

❖股関節スクワット

スクワットというと、ヒザの屈伸運動と考えがちですが、これは股関節の屈伸運動です。ヒザを曲げすぎず、また完全に伸ばしすぎないために、前ページの図のように壁にカラダをつけて、足を腰幅に開き、お尻の筋肉を使ってスクワットをします。

ヒザを勢いよく伸ばしきると傷《いた》める可能性があります。また、ヒザを曲げたときに、ヒザの位置がつま先より先に出ると、ヒザの関節へ負担がかかるので、つま先と同じライン上に曲げるようにします。

この運動は、日常でしゃがむ動作の基本にもなります。ヒザの痛みや腰痛にも効果がありますから、ぜひ身につけてください。ただし、ヒザを曲げる角度は、六〇度までとし、後ろへ倒れないように注意してください。

Q9 体力をつけたいのですが、忙しくてフィットネスクラブに通えません。それにもともと運動も嫌いです。何かよい方法はないでしょうか？

とくに運動ということではなく、生活の中で、「動く」ことを習慣にしましょう。いったん習慣ができてしまえば、日常生活に運動がインプットされます。習慣化されるまでは、なるべく意識してカラダを動かすようにしましょう。

日頃カラダをよく動かす人は、まったく意識をしないで運動に結びつく行動をしています。無意識の運動です。

そのお手本が子供たちです。活発な時期の彼らはじっとしていることがなく、家の中でもかけ回り、座っていても椅子をガタガタさせたり、とにかく動いていないときはありません。もし大人が子供たちと同じように動くことができたら、きっとダイエットに悩まされることはなかったかもしれません。

❗こうすれば

あなたが日常生活で無意識の運動をどのくらいおこなっているか、テストしてみましょう。

【日常生活での運動テスト】

①通勤で使う駅まで徒歩で一五分かかります。あなたならどうしますか？
(a)早歩きで歩く　(b)自転車で行く　(c)車で送ってもらう
②駅の改札口まで八〇段の階段があります。さてどうしますか？
(a)階段を一段おきに昇る　(b)エスカレーターを歩く　(c)エレベーターを使う
③お昼ご飯を食べに行くとき、あなたはどうしますか？
(a)少し遠いがおいしいお店に食べに行く　(b)近くのコンビニで買う　(c)出前を頼む
④電車の中であなたは何をしていますか？
(a)どこにもつかまらずじっと立っている　(b)吊革につかまりときどきつま先立ちをする
(c)座って寝ている
⑤テレビを見ていてコマーシャルになったら、あなたは何をしますか？

(a)立ち上がって片づけをする　(b)寝転んでストレッチングをする　(c)デザートを食べる

〈判定〉各質問とも、ⓐは二点、ⓑは一点、ⓒは〇点です。

☆八～一〇点――動くことが自然にできる素晴らしい運動実践者です。

☆五～七点――無意識的な運動実践者です。もう少し動く意識が必要です。

☆〇～四点――意識して大いに動いてください。

❖イチロー選手のもどし運動

話は少しそれますが、ここでメジャーリーガーのイチロー選手について考えてみましょう。彼のプレーは海を渡って、本場メジャーのファンまでも魅了してしまいました。

私はシアトル・マリナーズをはじめ、カブス、パドレス、ブリュワーズのアリゾナ・スプリング・トレーニングのメディカル・サポートをした経験がありますが、どの選手もじつに個性的でした。各選手とも、さすがメジャーリーガーといえるだけの見事な骨格と筋肉のボリュームをもっていました。

イチロー選手の場合は、関節のやわらかさに、動きのしなやかさがプラスされている個性的な選手といえるでしょう。

動きのしなやかさとは、カラダを鞭《むち》のように使えるということです。ゆったりした動きからスピードとパワーを生み出すものです。

カラダのやわらかい選手は多くいますが、このしなやかさをもっている選手はわずかです。メジャーのファンは、イチロー選手のこのしなやかな動きに魅了されたのではないかと思います。

では、どうすればこのしなやかな力を生み出すことができるのでしょう。日頃のトレーニングの積み重ねはもちろんのことですが、イチロー選手の最大の特徴はグランドでのしぐさにあります。

たとえば攻撃のとき、次の打席を待っているあいだに、肩甲骨《けんこうこつ》や股関節を動かしたり足首をやわらかくしたりと、打って走るための準備運動を念入りにしています。

ふつうの選手の場合、相手ピッチャーの投球に合わせてスイングをくり返すだけですが、イチロー選手の場合はカラダをとにかく動かしているのです。

またライトの守備についているときも同じです。足首やヒザを回したり、屈伸運動や前屈運動をしたり、つねに動かしています。そうすることで血液の流れをよくし、次のプレーに備えているわけです。

しなやかな動きには筋肉や関節のやわらかさが必要です。彼の準備運動は、抗重力筋《こうじゅうりょくきん》と呼ばれる部分の筋肉や関節をやわらかくするための行為なのです。

つまりこれは、硬くなっている状態の筋肉や関節を、もとのやわらかい状態にもどしている運動といえます。

彼は、動き続けることによってカラダの血液の流れをよくして、筋肉や関節の動きをスムーズにしようとしているのです。また、こうすることで連日のゲームの疲れも最小限に抑えることができます。

このイチロー選手の「しぐさ」も、私は「もどし運動」と呼んでいます。

人のカラダはもともと動くようにできています。しかし、しばしば筋肉や関節が緊張したり硬化したりして、動きにくくなることがあります。ですから、スムーズな動きをするためには、筋肉や関節を動ける状態にもどしておかなければなりません。

イチロー選手にケガが少なく、つねにベストのプレーができるのも充分なもどし運動の成果だと思います。

❖ブルース・リーのもどし運動

もう一人、カンフー映画で有名だったブルース・リーにも注目したいと思います。一九七三年に亡くなりましたが、没後も世界中の人たちに愛されています。

彼の体形は時代をはるかに先取りしていたといえます。信じられないようなカラダのライン、素晴らしい背中、そして驚異的な腹筋は、まさに彼の努力のたまものでしょう。

彼のトレーニング法や武術の理論は今でも語り継がれ、私たちメディカル・トレーナーも関心をもっています。

なかでも、ドラゴン・シリーズの映画の中で、闘いを前にストレッチングをしたり肩甲骨を自由自在に動かしているシーンは、今でもハッキリと頭の中に焼き付いています。

そして、その肩甲骨の動きこそがまさにもどし運動だったのです。

肩甲骨だけを交互に上げたり下げたり、見事に動かしていました。彼の柔軟性のあらわれです。

鍛錬《たんれん》を積めば、あるいはそこに意識を集中することができれば、誰でもあそこまで動かすこともできるでしょう。ブルース・リーのスピードとパワフルな動きも、充分なもどし運動から生まれたものであるといえるでしょう。

じつはこれが、スポーツ選手にかぎらず大切なことなのです。

会社に勤めている人も、仕事の合間にもどし運動で筋肉をやわらかくしておくことが、健康維持のために必要です。

人は誰でも、動いていないとカラダが硬くなってきます。同じ姿勢で同じ動作を続けていくと、筋肉や関節が緊張して硬くなり、それが疲れやさまざまなトラブルの原因になります。

日常の生活を、同じパターンですごしていると、動きの少ない筋肉が出てきます。活動量の少ない筋肉というものは、硬くなったり弱くなったりします。

もどし運動というのは、硬くなりやすい筋肉を伸ばしてやり、ゆるめてやり、弱くなりやすい筋肉を、ある程度張りのある筋肉にすることをポイントにしているのです。

Q10 電車の中でつい居眠りをしてしまいます。起きたときに首や肩が痛くなることがありますが、どうしてでしょう？

外国の友人から、「日本の電車の中は、なぜあんなに静かなの？」と聞かれたことがあります。もちろん日本人の行儀のよさもありますが、通勤電車を見ていると、座っている人がほとんど気持ちよさそうに眠っていることも静かな原因でしょう。

朝は睡眠不足で眠く、夜は仕事の疲れで眠くなるというのが、おなじみの車内風景です。電車の振動は規則的でリズミカルなので、ついウトウトしますが、寝ているときの姿勢しだいで、目が覚めたとき、首や肩が痛くなる場合があります。

人の頭の重さは約三キログラムあります。この重さを細い首で支えているのですから、ただでさえ首や肩の筋肉は緊張して疲れやすくなっています。まして、電車の中で眠ってしまうと、頭を支えてくれる枕などありませんから、ついつい隣りの人の肩を借りてしまうことになります。つまり、首や肩の筋肉が、三キログラムの重い頭を不自然な姿勢で支えているので、首や肩に痛みが生じるのです。

車内では、じつにいろいろな寝方があります。

①おじぎ型——首が前へ倒れる人。

②くの字型——首が左右どちらかに倒れる人。

③スイング型——頭やカラダをぐるぐると回転させる人。

④ガマグチ型——真上を向いて、口をパックリ開けている人。

どのタイプの人も、日常の生活習慣からくる筋肉のゆがみが原因になっているといえます。

おじぎ型とくの字型の人は、首が痛くなります。背筋が弱かったり、背筋のバランスが悪かったりすると、こういう寝方になります。

ガマグチ型の人は、腹筋が弱く、首から背中の筋肉が緊張しているので、後ろに引っぱられていると考えられます。

スイング型の人は、意外に目覚めが快適かもしれません。回転運動をしているので、筋肉がほぐれているかもしれないからです。

こうすれば

日頃から、もどし運動をして、カラダのバランスをととのえておきましょう。また、Q1で述べた「コア筋の強化トレーニング」をして、正しい姿勢を保つための筋肉を強化することによって、座って居眠りをしても上体がふらつかないようになります。

Q11 電車での通勤がつらくなりました。どこか悪いのでしょうか？

疲れは、主に筋肉や関節の硬化から起こります。電車での通勤がつらくなったということは、電車に乗っているときカラダ全体が硬くなっている状態だと思います。できれば、その場でカラダをほぐすもどし運動をしたいところですが、人が大勢いる場所ではそれもむずかしいことです。そこで、「イメージング」でカラダをほぐすことをおすすめします。

こうすれば

「イメージング」とは、集中力で筋肉を刺激し、筋肉を反応させて、やわらかくしていこうという作業です。たとえば車内で立っているとき、肩甲骨《けんこうこつ》を動かしたいと思ったときは、そこが動いている状態をイメージします。実際に、目立たない程度に少し動かしてみてください。

すると、筋肉が反応して、肩甲骨周辺の緊張がとけてきます。肩甲骨のもどし運動をするのと同じような効果が得られます。椅子に座っているときは、骨盤のもどし運動をイメージングしてみましょう。

ただし、集中しよう、意識しようと力をいれてはいけません。力が入るとかえって硬くなるおそれがあります。はじめのうちは少々の訓練が必要ですが、慣れてくれれば誰にでもできる運動です。

また、車内では次のことに注意してください。

【立っているとき】

①カラダのどちらか一方に体重をかけないようにします。たとえば、左足だけに重心をおいて立つというようなクセをなくすことです。

②吊革などにつかまるときは、左右の手を交互に使うようにします。

③カバンなどをもっているときは、左右交互にもち替えます。ショルダーバッグも、左右の肩に交互にかけてください。新聞や雑誌も交互にもち替えます。

【座っているとき】

①脚を組まないようにしましょう。組むと骨盤がゆがみます。

②立っているときと同様、本や新聞を読むときは左右交互にもち替えましょう。長時間、同じ手でもち続けると肩甲骨周辺の筋肉が硬くなり、痛みを感じるようになります。

③ついつい眠ってしまう人は、首が下や横へ向いてしまいます。首のもどし運動をおこないましょう。

❖タオル体操

カラダの疲労や五十肩の予防のために、仕事の休息時間でも気軽にできるタオル体操を紹介します。

タオルはつねにピンと張ってもちます。そうすることで、筋肉の運動に抵抗（ブレーキ）を加えることができるのでタオルを使うわけです。

①図①のａ・ｂ（七七ページ）のように、タオルを肩幅よりやや狭くもちます。タオルの握り方は「逆手《さかて》」です。

息をゆっくり吐きながら、両手（タオル）を頭上までもち上げます。そのまま五秒間キープ。このとき、呼吸は自然におこないます。キープ後はゆっくり下ろします。（三回）

首、肩、腕にかけての疲労予防になります。

❖タオル体操による抵抗運動

②図②のように椅子に座って、脚を組んで、①の体操をします。（脚を組み替えて三回ずつ）

①の効果に加え、背中、腰、臀部にかけての疲労予防になります。

③図③のａ・ｂのようにタオルを順手《じゅんて》で肩幅よりやや広めにもち、頭上に上げて、ゆっくりと息を吐きながらカラダを横に倒します。（側屈）

息を吐ききったら、今度は吸いながらゆっくりともどします。（左右三回ずつ）

肩と腰の疲労予防になります。

④七九ページの図④のようにタオルを肩幅よりやや広めにもち、肩の高さまで上げ、息を吐きながら、左右に水平に引っぱります。引く側の手は逆手で、反対側の手は順手でもち

●タオル体操によるストレッチング(1)

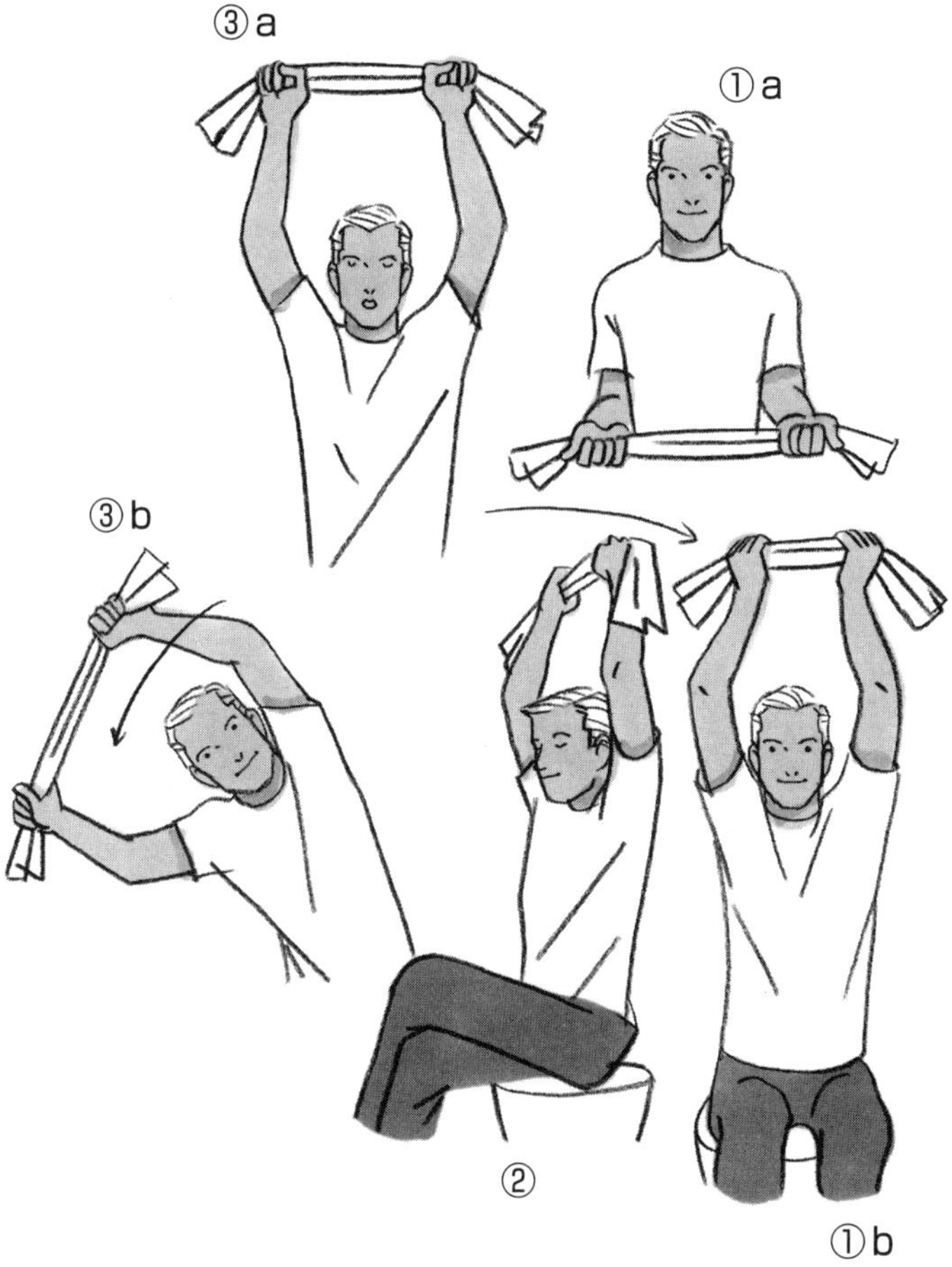

ます。（一〇秒キープで、左右二〜三回ずつ）

肩、背中、腕の疲労予防になります。

⑤図⑤のようにカラダの後ろでタオルをもちます。もち方は肩幅の広さで順手です。息を吐きながら、約三〇度の角度で肩と腕を後ろへ伸ばします。（五秒キープで三回）

胸と肩前部の疲労予防になります。

⑥図⑥のようにタオルを順手でもち、斜め上、四五度方向に伸ばします。これも引かれる側の手でブレーキをかけながらおこないます。下ろすときも、ブレーキをかけながら下ろします。（左右交互に一五回×一〜二セット）

肩こりの予防と、スローイング系スポーツのパフォーマンス向上になります。

⑦図⑦のようにタオルを親指ではさみ、両ヒジを九〇度に曲げた状態（あやとりをする形）で、左右交互に引っぱります。このときは引かれる側の手で抵抗（ブレーキ）を加えます。（左右交互に二〇回×一〜二セット）

●タオル体操によるストレッチング(2)

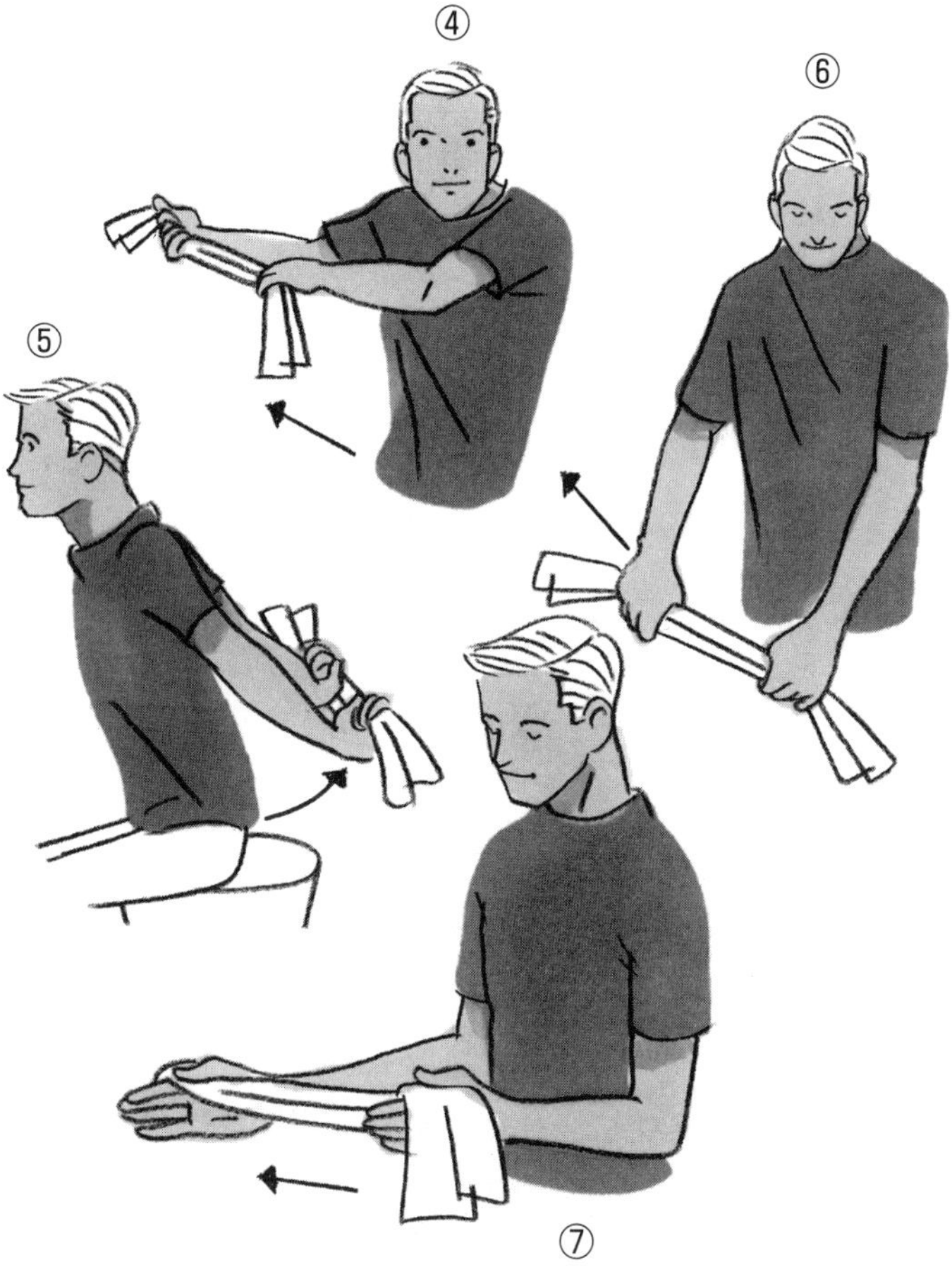

引くのもブレーキをかけるのも、肩甲骨の筋肉を使うようにします。はじめのうちは腕だけに力が入りますが、慣れてくると肩甲骨の筋肉を使うようになります。

肩甲骨周辺の血行促進と、五十肩の予防になります。スローイング系スポーツのパフォーマンス向上にもなります。

⑧背中を洗うような感じで、両腕を曲げ伸ばしします。タオルはピンと張った状態にもちます。（左右交互に一四回×一～二セット）
腕の疲れと、腕のたるみの予防になります。

⑨図③のようにタオルを両手で順手でもち、頭上に上げて前後に振ります。タオルはピンと張ります。（呼吸は自然に。二〇回×一～二セット）
腰痛の予防と、腹筋・背筋の強化になります。

⑩バスタオルを足にひっかけて、抵抗を加えながらゆっくりと伸ばします。
脚の血行促進とむくみの予防になります。（左右交互に二〇回×一～二セット）

Q12 医師に「健康のためにもっとカラダを動かしたほうがいい」といわれました。日頃、運動不足の私がとりあえずやるとすると、どんなスポーツがいいでしょうか？

「スポーツを！」とあまり張りきって始めると、時間も手間もかかります。また、休日だけの運動となると効果もあがりません。仕事がある日も含めて、毎日気軽にできる運動をおすすめします。

その運動とは、歩くことです。私はジョギングをしていますが、最近はウォーキングをしている人のほうが多いようです。ウォーキングは、走る場合より心臓やヒザ、腰の関節にも負担が少なく、誰でも手軽にできることから人気が出てきました。

よく「一日一万歩歩きましょう」といいます。これは、あくまで目安なのですが、なぜ一万歩なのでしょう。

一般に、日本人が一日に摂取するカロリーは、平均二二〇〇キロカロリーといわれています。そのうちの一三〇〇キロカロリーは、カラダを動かさなくても生命を維持するために必要なエネルギーとして消費されます。

さらに、仕事や家事などで、約六〇〇キロカロリーが消費されます。すると、消費されずに残るエネルギーは三〇〇キロカロリーになります。

この三〇〇キロカロリーを放っておくと、脂肪になります。つまり太るわけです。日本人の、とくに三〇代以降の男女が最近太る傾向にあります。それは、この三〇〇キロカロリーのエネルギーを消費していないからです。

この三〇〇キロカロリーを消費するためには、一万歩歩くことが必要になるのです。ふつうの人は、分速約七〇メートルのスピードで歩きます。そのスピードで約三〇歩歩くと、一キロカロリーが消費されます。つまり、九〇〇〇歩を歩けば三〇〇キロカロリーが消費されます。というわけで、一万歩が目安になっているのです。

こうすれば

約一万歩を距離でいうと、人によって歩幅が違いますが、身長一六〇センチの人で約六キロメートル歩くことになります。しかし、一度に続けて六キロも歩くと、脚の疲れや肩こりなどにつながりかねないので、仕事や家事の合間に分けて歩きましょう。はじめは一五分程度にして、徐々に距離を増やしていきます。

ちなみに、電車で通勤している人は、一日平均六〇〇〇歩、マイカーで通勤している人は、三〇〇〇歩しか歩いていないそうです。

また、「一日一万歩」にとらわれず、いままでよりさらに五〇〇歩、一〇〇〇歩と歩数を少しずつ増やすのもよいでしょう。

Q13 硬くなりやすい筋肉とか、弱くなりやすい筋肉とかあるのでしょうか？　また、それを防ぐにはどうしたらいいでしょう？

日常生活の中であまり使わない筋肉は、硬くなったり弱くなったりする傾向があります。

また、座ったままや立ったままの姿勢で、長時間じっとしていると、筋肉に過度にストレスがかかり、硬くなったり弱くなったりします。

たとえば、座った姿勢で三〇分以上作業を続けていると、背中の筋肉と股関節を曲げる筋肉と、太モモの後ろの筋肉（ハムストリングス）が硬くなります。

また、運動不足によって、腹筋やお尻の筋肉（臀筋《でんきん》）も弱くなります。このようなディコンディショニング症候群によって起こる筋肉のアンバランスは、次のとおりです。

❖硬くなりやすい筋肉

首から肩の筋肉（胸鎖乳突筋《きょうさにゅうとつきん》、僧帽筋《そうぼうきん》）。背中の筋肉（脊柱起立筋《せきちゅうきりつきん》、菱形筋《りょうけいきん》）。骨盤まわ

●骨格と抗重力筋

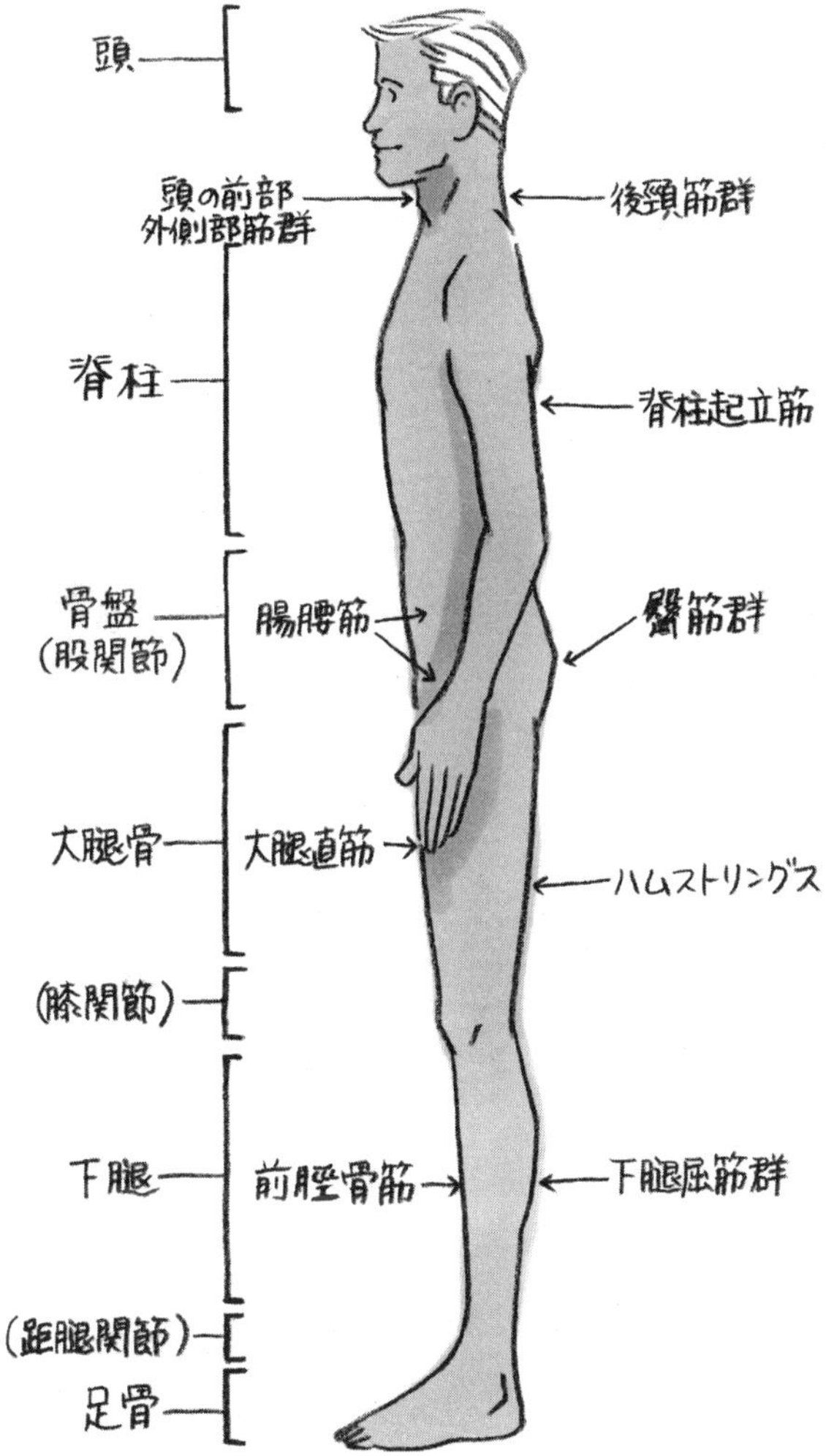
頭
頭の前部
外側部筋群
後頸筋群
脊柱
脊柱起立筋
骨盤
（股関節）
腸腰筋
臀筋群
大腿骨
大腿直筋
ハムストリングス
（膝関節）
下腿
前脛骨筋
下腿屈筋群
（距腿関節）
足骨

りの筋肉（腸骨筋《ちょうこつきん》、腰方形筋《ようほうけいきん》、梨状筋《りじょうきん》）。太モモの筋肉（大腿直筋《だいたいちょっきん》、ハムストリングス、短《たん》内転筋《ないてんきん》、大腿筋膜張筋《だいたいきんまくちょうきん》）。ふくらはぎの筋肉（ヒラメ筋、後脛骨筋《こうけいこつきん》）。

❖弱くなりやすい筋肉

肩まわりの筋肉（棘下筋《きょっかきん》、肩甲下筋《けんこうかきん》）。体幹部の筋肉（腹直筋《ふくちょくきん》）。骨盤まわりの筋肉（大《だい》臀筋《でんきん》、中臀筋《ちゅうでんきん》、小臀筋《しょうでんきん》）。太モモの筋肉（内側広筋《ないそくこうきん》、外側《がいそく》広筋）。ふくらはぎの筋肉（前脛《ぜんけい》骨筋《こつきん》、長《ちょう》・短腓《たんひ》骨筋《こつきん》、第三腓骨筋）。

❢こうすれば

もどし運動で硬くなった筋肉を伸ばし、弱くなった筋肉を強化します。

また、日常生活でも、ときには階段を使って上ってみたり、目的地のひと駅手前で降りて、歩いてみるのもよいでしょう。同じ姿勢を続けたら筋肉をほぐし、運動不足と感じたらいつもよりもカラダを動かすことが基本となります。

●コラム●

筋肉と関節の硬化度ランキング

筋肉や関節の硬化は、カラダの疲れを招きます。日常生活の中で、どういうときに硬化を招くのか、上位五つを列記してみます。

第一位――パソコン作業で座り続けているとき（コンピュータゲームも含む）。

パソコンの作業をしていると、ついつい熱中してしまい、一～二時間はあっというまに過ぎてしまいます。

まず、目の疲れから急激な視力低下を招き、後頭部の痛みや肩こりも起こります。さらに、長時間「同一姿勢」を続けることによって、骨盤から背骨にかけて筋肉や関節の硬化が進みます。

第二位――立ち仕事をしているとき（台所での作業も含む）。

立ったまま、同じような姿勢で仕事をしていると疲れます。立っているとき、カラダをひねったり、倒したり、ヒザを曲げたりしないと、骨盤を中心にヒザや足関節の硬化を生み、疲れます。また、背筋や肩や首周辺の筋肉も疲れます。

第三位――遠距離通勤や通学のとき（片道四五分以上）。

●コラム●

筋肉と関節の硬化度ランキング

毎日の通勤・通学の積み重ねが、筋肉や関節の硬化と疲労を招きます。電車、車を問わず、車内での同一姿勢が主な原因です。

○電車で居眠りをすると、首の後ろの筋肉に硬化と疲れを生じます。

○電車で立ちっぱなしですと、ふくらはぎや腰に硬化と疲れを生じます。

○車を長時間運転すると、目を酷使することになり、首から肩、そして背中から腰(とくに左仙腸関節)に負担がかかります。

第四位――各種スポーツで、反復運動をするとき。

たとえば、野球のピッチャーのように、同じ動作を長時間くり返していると、カラダの特定の部位に硬化と疲労があらわれます。やがては、スポーツ障害へと進んでしまいます。

第五位――睡眠時に、寝返りの回数が少ないとき。

起床したときに、背中や腰が張ったり、痛んだりする人は、このタイプです。逆に、寝返り回数が多いタイプの人も、熟睡できず疲労感が残ります。

Q14 最近は朝食抜きで通勤しています。疲れるのはそのせいでしょうか？

「朝はギリギリまで寝ていたい」とは誰もが思うことです。そのためなら、朝食もカットして通勤電車に乗り込む、という人が多くなっています。

日本人全体の食生活は、いまや「夕食重点型」です。夜ふかしして夜食までとっている人も多くなっています。夜寝る前に何か食べてしまうと、胃がもたれて、朝起きたときに朝食がとれなくなります。

また、起きたばかりのカラダは体温が下がっていますし、血圧も低くなって活動能力が鈍くなっていますので、ますます食べられなくなる、というわけです。

朝食を抜いて昼食まで何も食べないでいると、生活のリズムが狂って決まった時間に食べられなくなるおそれがあります。そうなるとカラダのエネルギー補給が定期的にできず、疲れやすくなってしまうのです。

朝食は一日の活動を支えるための貴重なエネルギー源です。そのエネルギーが足りないと、カラダは自然に消エネ対策をとるようになります。つまり、動きたくなくなるのです。それでも動かないわけにはいきません。結局は、少ないエネルギーで動かなければいけないので、カラダに無理をさせてしまうことになるのです。

まさに悪循環です。これが連日続くとカラダはどんどん疲れていき、ついにはなんらかの故障や病気を招くことになります。ですから、朝食は必ずとるようにしたいものです。

こうすれば

早起きをし、全身のもどし運動をおこないましょう。その後に朝食をとるようにします。早起きをすることによって気持ちにもゆとりができますし、もどし運動によって内臓の動きをよくすれば、食欲もわいてくるものです。さらに、もし時間に余裕があれば、散歩をしたりシャワーを浴びるなどして、全身の血流をよくしましょう。

❖起床時のもどし運動

①図①のようにベッド（布団）の上で伸びをします。これは、無意識のうちにおこなわれ

●起床時のもどし運動

①

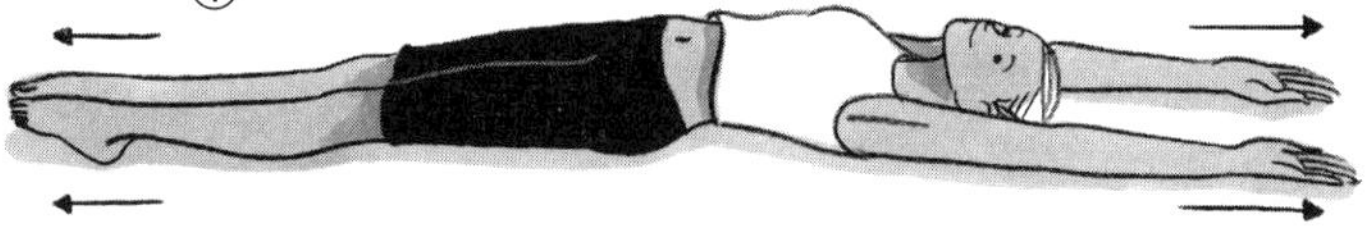

②

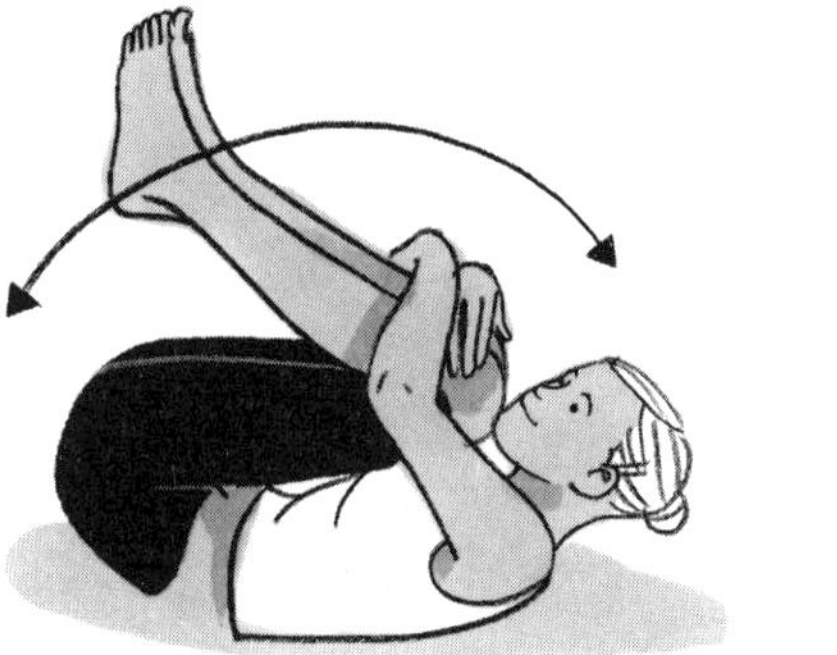

③

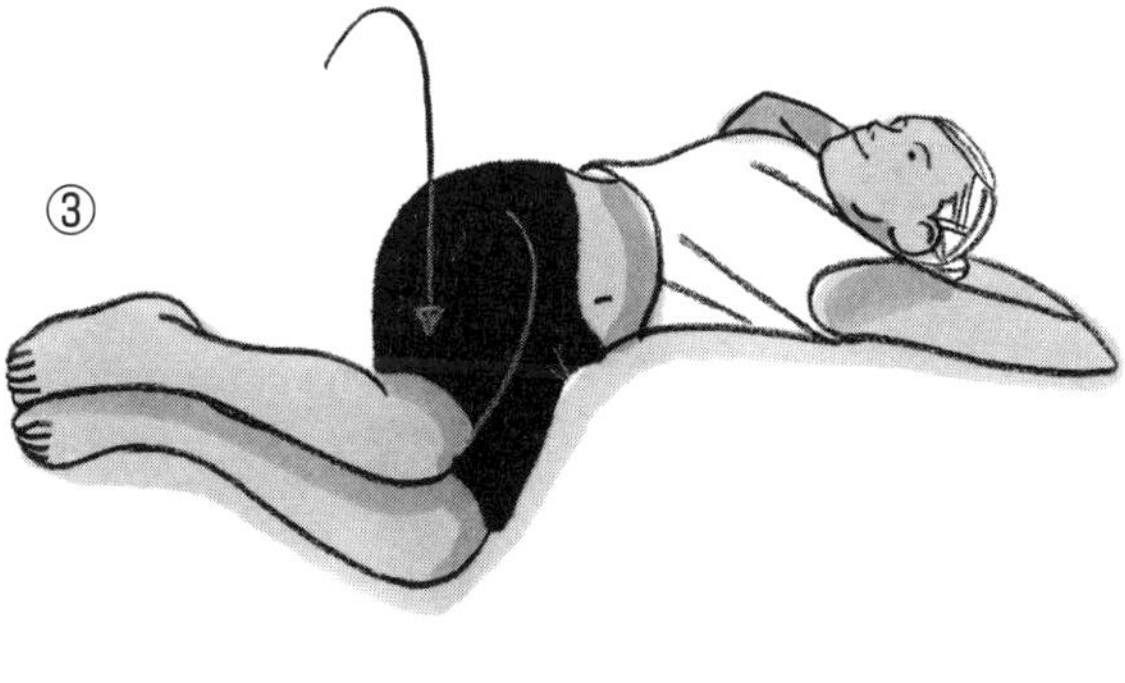

ていることもあります。

②前ページの図②のように上を向いたまま、両ヒザを抱え込むようにもって、カラダを丸めます。

③前ページの図③のようにカラダを左右交互にツイストさせます。

④ベッドに（椅子に）腰かけて、骨盤のもどし運動を三〇秒間おこないます。

⑤同じく肩甲骨のもどし運動を三〇秒間おこないます。

Q15 疲れを予防するのに腹式呼吸は効果がありますか？

最近、さまざまな分野で腹式呼吸が注目を浴びるようになりました。日頃、なにげなくおこなっている呼吸ですが、意識しておこなうことにより、内臓の動きを活発にしたりストレスをやわらげる効果も確認されています。

また、腹式呼吸で横隔膜《おうかくまく》を鍛えることによって持久力アップも可能です。

こうすれば

❖正しい腹式呼吸法

まず、全身の力を抜いてリラックスします。次に、鼻から息を吸い込みお腹を膨《ふく》らませていきます。次ページの図のようにお腹と腰に手をあてて、膨らみを確認しながらおこな

●正しい腹式呼吸

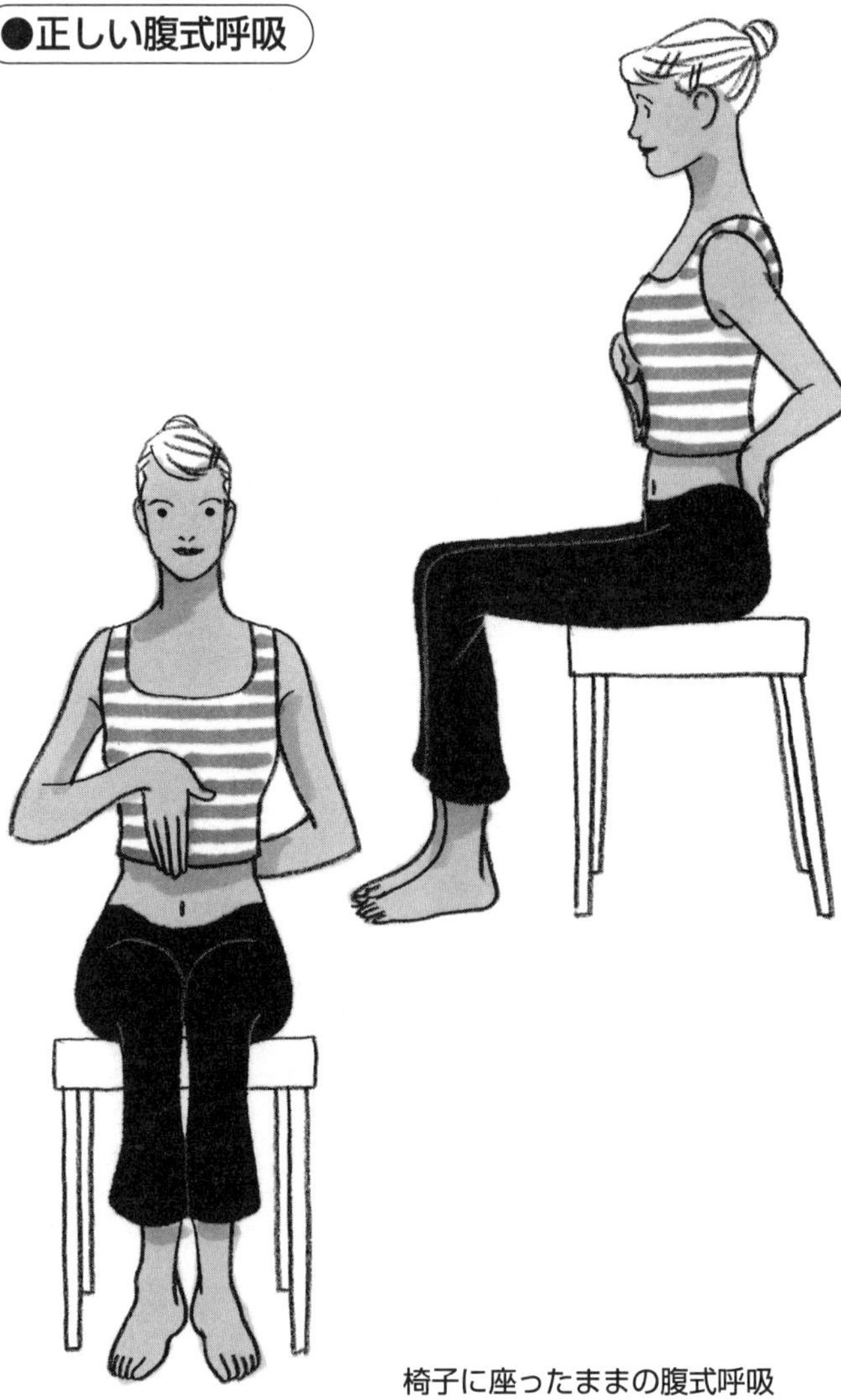

椅子に座ったままの腹式呼吸

うといいでしょう。

次にお腹をへこませながらゆっくりと息を吐きます。前の手と後ろの手が近づきあうのを意識しながら吐きましょう。背中を反《そ》らせたり、丸めたりしないようにします。

はじめはなかなかうまくいかないと思います。ほとんどの人が、じつは、「胸式呼吸」をしているからです。

この胸式呼吸は、息を吸うときに胸が膨らみ、お腹はへこんでしまうので腹式呼吸とは反対になります。この呼吸ですと、酸素と二酸化炭素の交換がうまくできず、心拍数が上がり疲れやすくなってしまいます。

また、スポーツ選手によく見られることですが、がむしゃらに腹筋や背筋を強化しすぎると、体幹部を圧迫し、横隔膜の動きを悪くしてしまう場合があるので注意しましょう。

Q16 職場で朝のラジオ体操をしたら、首や肩が痛くなりました。ラジオ体操はカラダによいのでしょうか？

ラジオ体操は長い年月にわたり日本人に親しまれ、今でもなお、いろいろな場所でおこなわれています。しかし、最近ではその弊害《へいがい》も指摘されるようになりました。

人のカラダは、寝ているあいだはどうしても血液の流れが悪くなり、筋肉も硬くなりがちです。そんな状態のまま、朝の職場のラジオ体操で、反動をつけて、カラダをグルグル勢いよく回したり、前後左右に屈伸したりしたら、筋肉や関節を傷めてしまうことになるのです。

カラダが少し温まった状態ならまだしも、ウォーミングアップなしの状態でダイナミックな動きが入るラジオ体操をするのは、じつに危険です。

とくに高齢者や、日頃あまりカラダを動かしていない人にとっては、カラダのトラブルの原因につながるので気をつけてください。

こうすれば

眠っているカラダを起こすために、起床時にもどし運動をおこなってからラジオ体操をしましょう。

また、首まわりの筋肉が疲れて硬くなっていて痛みが出たり、ひどくなると高血圧の原因にもなるので、日頃からやわらかくしておく必要があります。

◉首まわりの筋肉をほぐし血圧を下げるマッサージ

①顔をやや右斜めに向け（三〇度）右手四指を使って左頸部の皮ふをさすります。（左右五回ずつ三セット）

この部位は、頸動脈があるところなので強く押さないで、皮ふを動かす感覚でマッサージします。

②後頸部の皮ふに触れて上下左右に動かします。

Q 17 職場で腰が痛くなり、整形外科へ行ったら「腰痛体操」をやるようにいわれました。教わったとおりにやったのですが、かえって痛くなりました。やり方が悪いのでしょうか？

病院で教わる腰痛体操は、個人向けにつくられたものではなく、あくまでも診断名にそったプログラムです。ですから体操の数も限られていますし、いまだに数十年前につくられた体操をさせられるケースもあります。

腰痛は、すでに述べたようにさまざまな原因から起こります。つまり、一人ひとり違う理由で腰痛が起こっているのです。そのため、本来は個別の運動プログラムが必要なはずです。

しかし、実際にはそのような指導ができるところは少なく、どうしても一般的な腰痛体操の指導しかおこなわれていないのが現状です。

私のところでは、腰痛に対してはさまざまな角度から検討して、腰痛を起こしているほんとうの原因を探求しています。

こうすれば

次にあげるようなことをチェックしてください。

①足元に異常はないでしょうか？　捻挫《ねんざ》をしたり、はいている靴が合わなかったりと、足首（足関節）のゆがみが、腰痛の原因になることもあります。

②歯のかみ合わせに異常はないでしょうか？　これも腰痛を招くことがあります。

③いつも重いカバンを同じ肩にかけるなど、日常の生活習慣の中で、腰痛の原因になることをしていないでしょうか？

なお、骨盤に問題がある人の場合は、次の新腰痛体操をおすすめします。

新腰痛体操

この体操は、骨盤のタイプによって方法が違います。

Q6で述べたように、骨盤には前傾タイプと、後傾タイプと、骨盤周囲の筋肉が「ゆるいタイプ」があります。

タイプ別に次の運動をすると効果的です。「強化バージョン」と「リラックスバージョ

●カバンをかけたときの背骨の状態

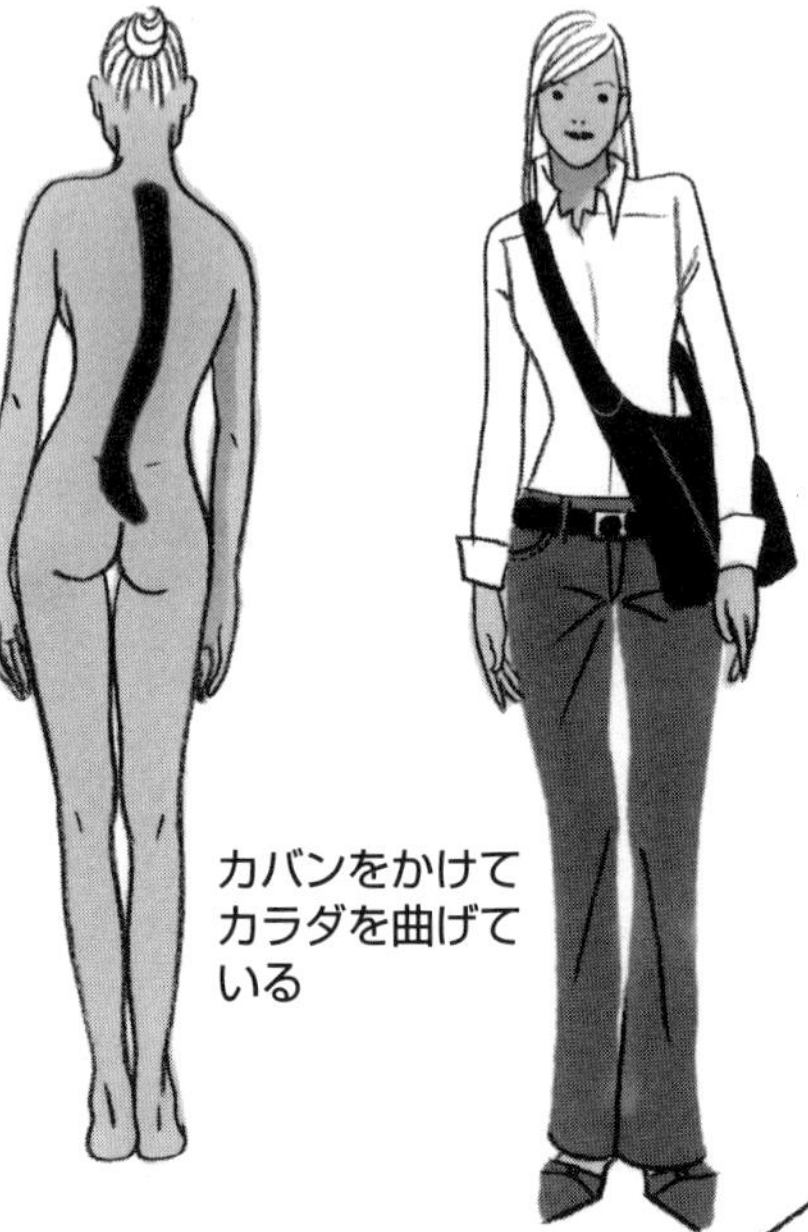

●「ゆるいタイプ」テスト

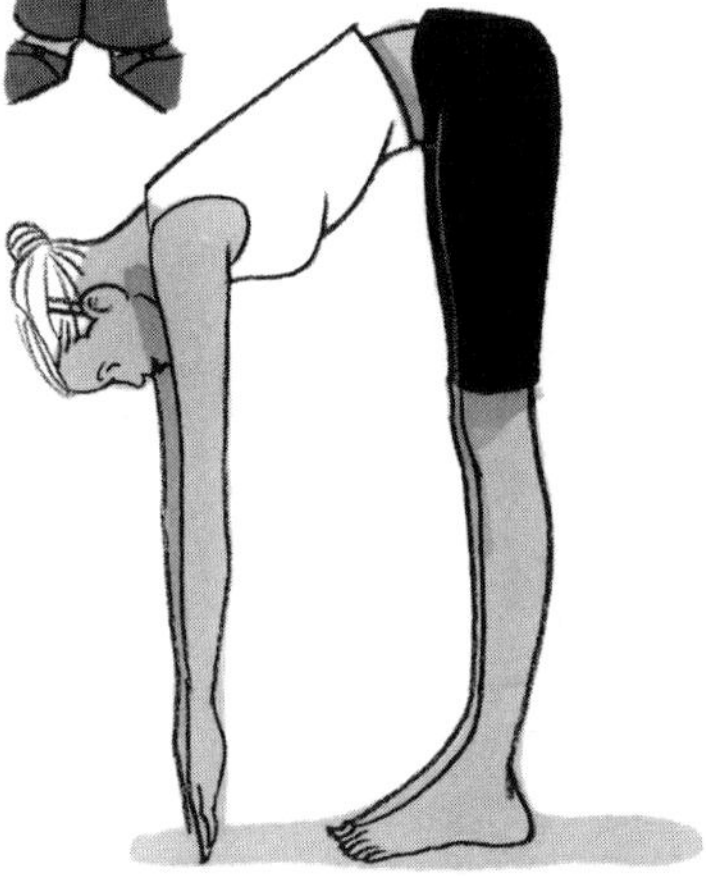

床に手のひらがらくらくつくようなら、腰背筋がゆるくなっている可能性があります

ン」があるので注意してください。

❖A　前傾タイプ

①股関節屈筋のストレッチング（腸腰筋《ちょうようきん》と大腿直筋《だいたいちょっきん》のリラックス）

②骨盤のもどし運動（リラックス）

③ハムストリングスの強化運動（太モモの後ろの筋肉）

図（一〇三ページ）のように仰向けに寝て、両ヒザを九〇度に曲げます。ゆっくりと息を吐きながら、腰をもち上げます。（ゆっくり一五回）

④臀筋《でんきん》（ヒップ）の強化運動

イ　大臀筋の強化

図（一〇三ページ）のようにうつ伏せに寝て、ヒザを九〇度に曲げて、息を吐きながら、両脚を上に上げます。（一五回）

ロ　中臀筋の強化

図（一〇三ページ）のように横向きに寝て、脚をまっすぐに伸ばし、息を吐きながら、上の脚をゆっくりと上げてもどします。（左右それぞれ一五回）

⑤股関節スクワット（強化）
⑥足首の回転運動（リラックス）
⑦肩甲骨のもどし運動（リラックス）
⑧背筋をゆるめる運動
足を肩幅に開いて立ち、頭の後ろで手を組んで、ゆっくりと息を吐きながらカラダを横に傾けます（側屈）。（左右五回ずつ）

❖B　後傾タイプ

①股関節屈筋の強化運動
図（二二ページ）のように椅子に座って、両足をゆっくりと床から少し浮かせます。三秒かけて引き寄せ、三秒かけてゆっくり下ろします。上体を後ろへ倒さないように気をつけます。（一〇回×二セット）
②骨盤のもどし運動（リラックス）
③腹筋のストレッチング（リラックス）
図（一〇五ページ）のようにうつ伏せになり、上体を起こします。背筋の強化運動に似

●ハムストリングスの強化運動

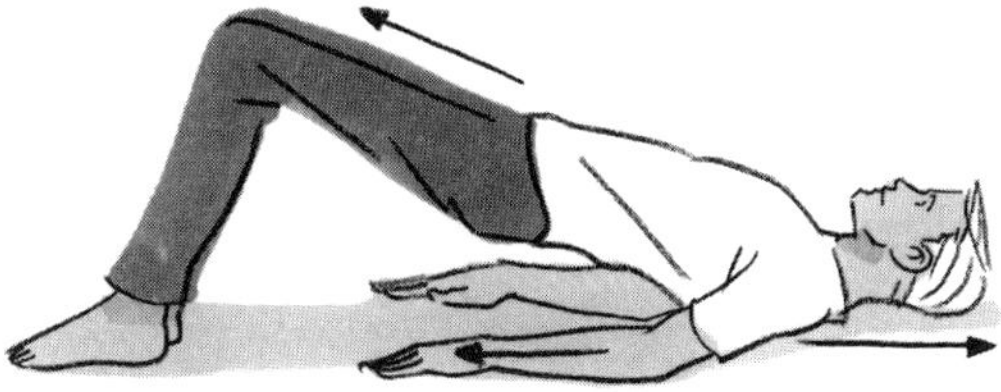

●臀部の強化運動

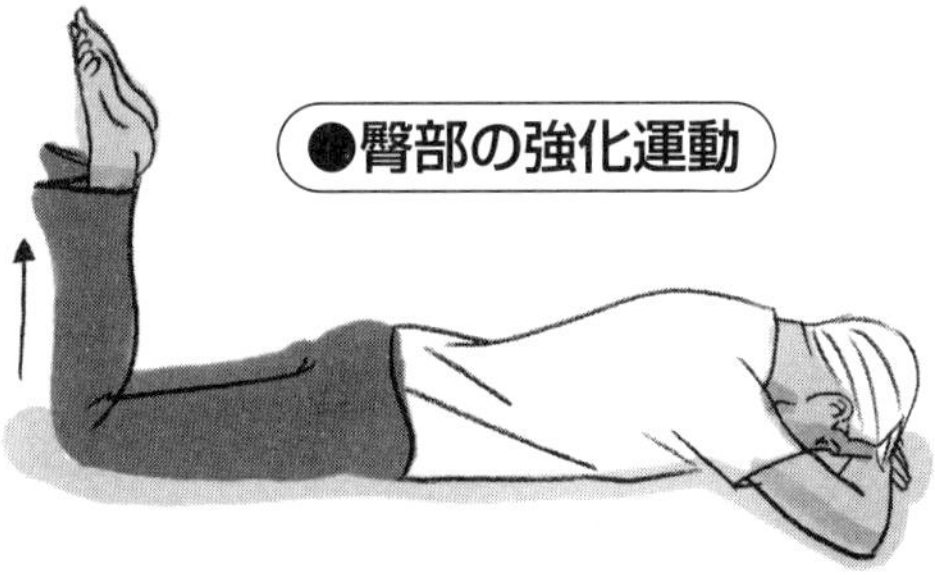

●中臀筋の強化運動

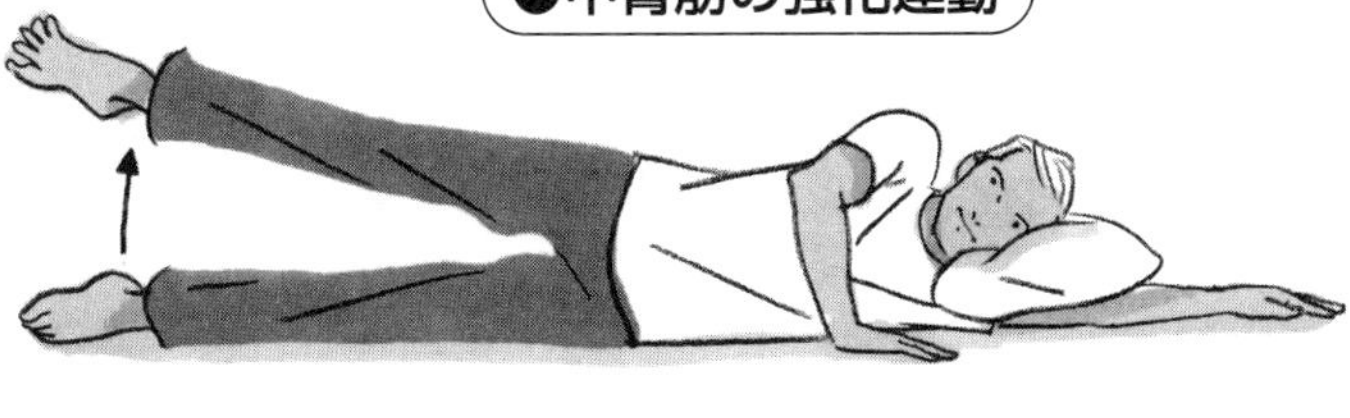

ていますが、手をつくことで、腹筋を伸ばしリラックスさせる運動になります。（一〇秒×二セット）

④ハムストリングスのストレッチング（リラックス）

次ページの図のように座り、足首をもって少しずつ息を吐きながらヒザを伸ばします。急に伸ばすと、逆に硬くなるのでゆっくりおこないます。（一〇秒×三セット）

⑤臀筋のストレッチング（リラックス）

図のようにヒザをかかえて、ゆっくり引きつけます。（一〇秒×二セット）

⑥股関節スクワット（強化）

屈伸するヒザの角度を六〇度までにし、強化します。（一五回×二セット）

⑦足関節のもどし運動

イ　ウォール（壁）・エクササイズ

まず、図（一〇七ページ）のように、壁に向かって横向きに、壁から一〇センチぐらい離れて立ち、カカトを軸にして、右足のつま先を壁にスライドしてゆっくり動かし、しだいに力をこめていきます。（五秒間キープ×二〇回）

次に、足の親指側を壁にあてて、同じように押します。右足が終わったら、左足も同じ

●腹筋のストレッチング

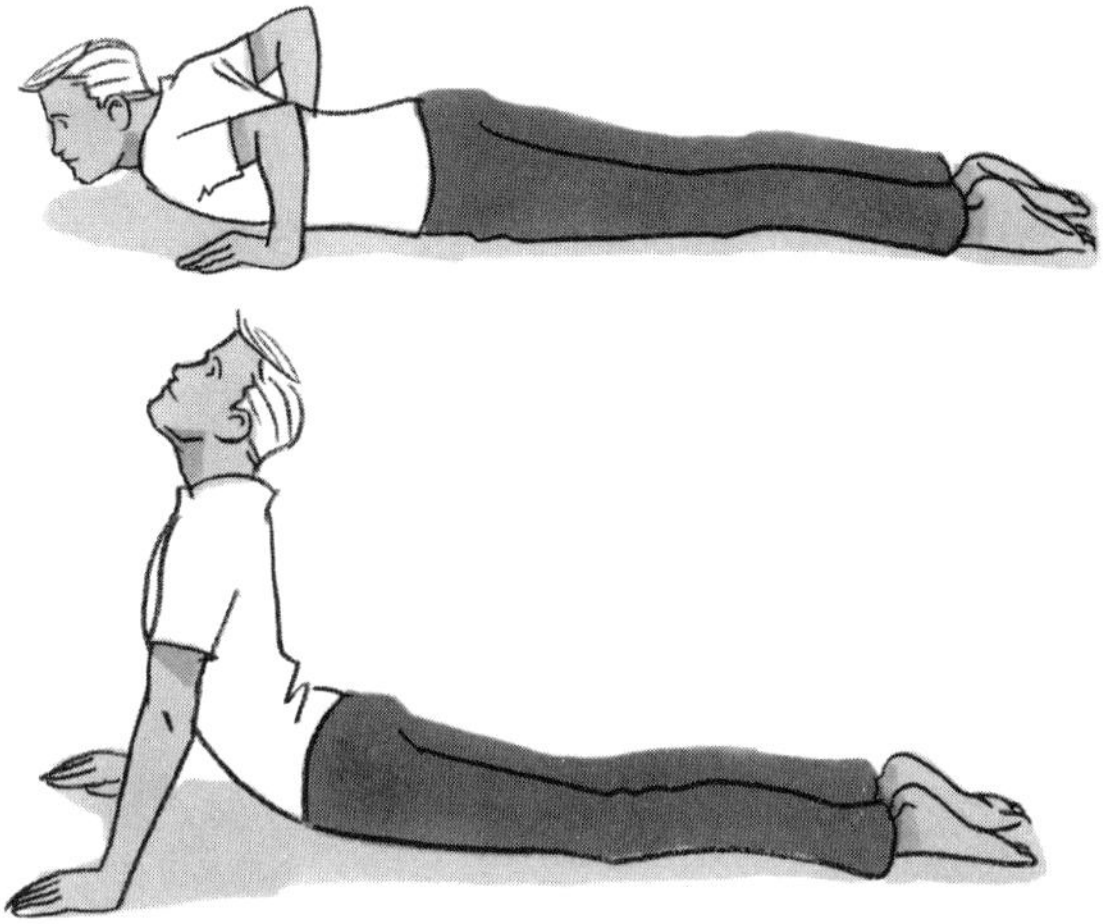

●ハムストリングスのストレッチング

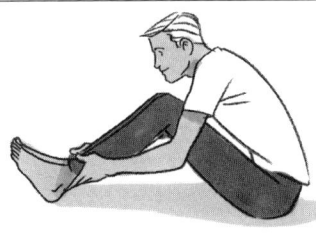

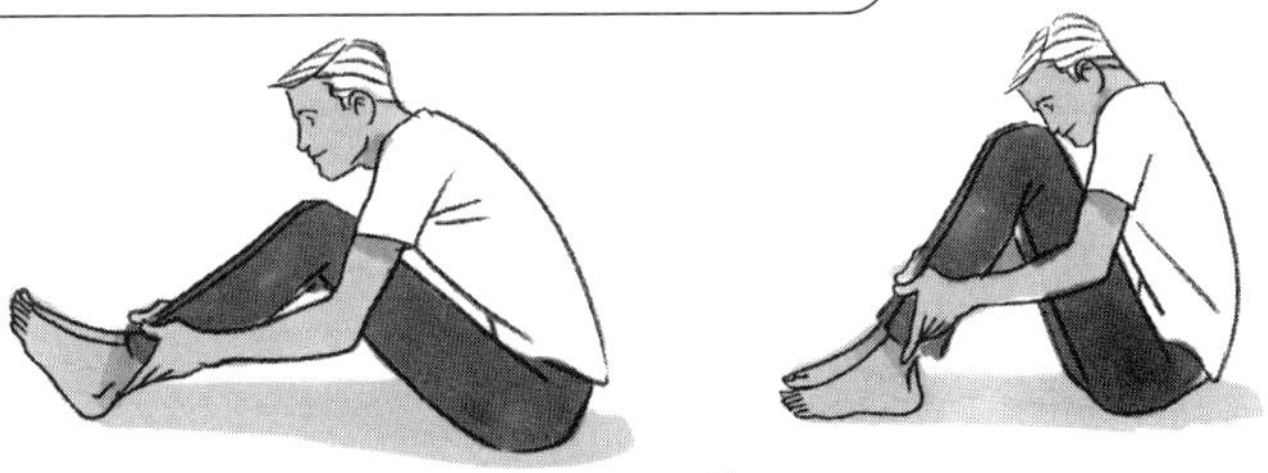

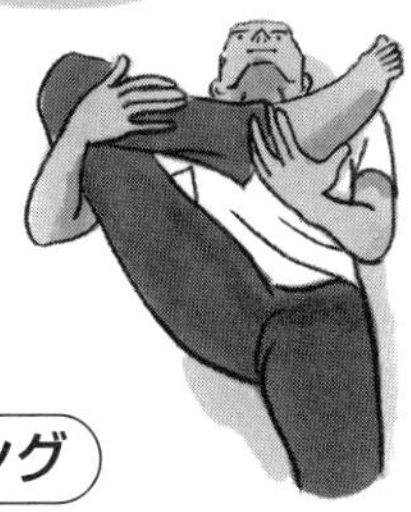

●臀筋のストレッチング

ようにおこないます。

ロ　足の背屈運動

次ページの図のようにつま先をヒザのほうに向けて引き寄せます。（左右一五回ずつ×二セット）

ハ　足の底屈運動

今度は逆に、図のようにつま先をピンと伸ばします。（左右一五回ずつ×二セット）

⑧背筋の強化運動

❖C　ゆるいタイプ

①股関節屈筋の強化運動
②骨盤のもどし運動（リラックス）
③腹筋の強化運動
④ハムストリングスのストレッチング（リラックス）
⑤臀筋（ヒップ）の強化運動
⑥股関節スクワット（強化）

●ウォール・エクササイズ

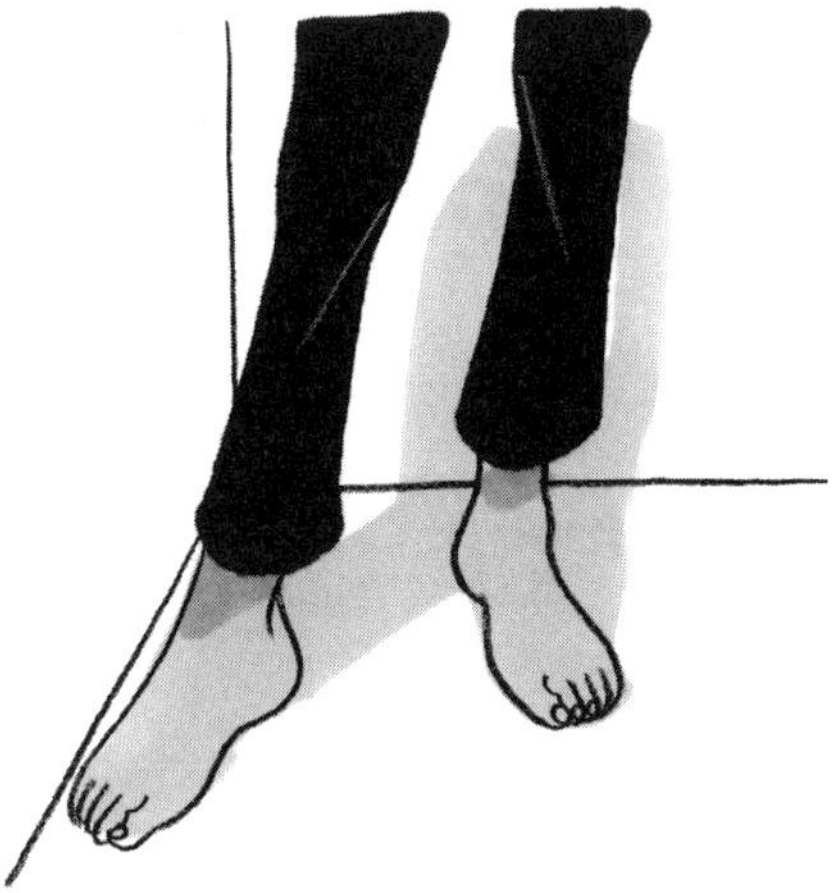

●足の背屈運動

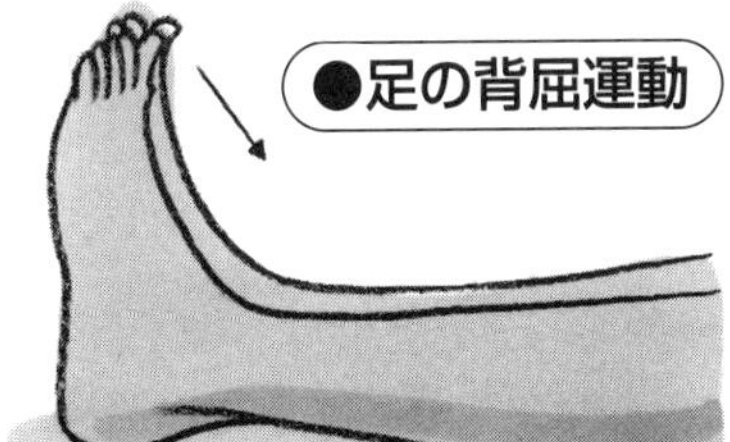

●足の底屈運動

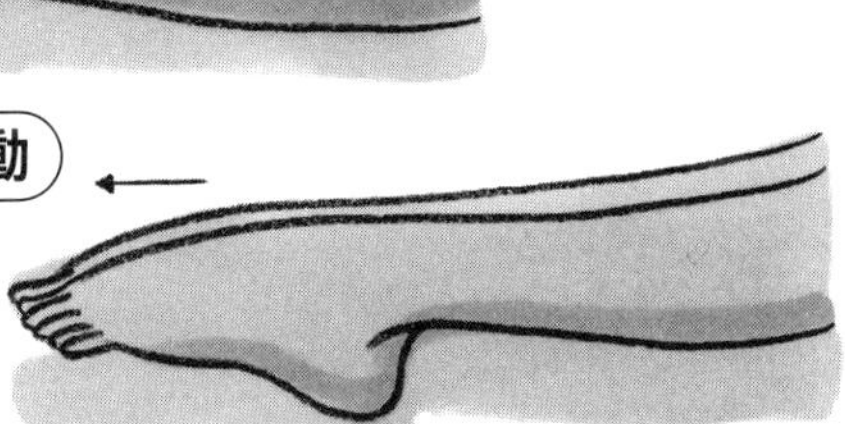

屈伸するヒザの角度を六〇度までにします。

⑦背筋の強化運動

以上のようなことをしていきますと、今までにはない腰のコンディショニングができます。

Q18 仕事で車を運転する機会が多く、長時間乗ると腰が重く痛くなってきます。どうしたらいいでしょう?

車を運転する機会が多い人は、腰が重くなったり腰痛になったりしがちです。

座っているときは、立っているときより腰にかかる負担が四〇パーセントも多くなります。また、アクセルやブレーキ操作で右脚を頻繁《ひんぱん》に使うと右の骨盤が浮く場合があります。その結果、骨盤の左側にゆがみが生じ、腰痛や座骨《ざこつ》神経痛が起こるようになる、というわけです。

ひどくなると骨盤がゆがみ、左右の脚の長さも違ってきます。

また、長時間座っていると骨盤が前方へずれていき、腰部にストレスがかかり、腰が重く感じ姿勢も悪くなります。運転による座骨神経痛は、なかなか改善しづらいものなので予防が大切です。

❢こうすれば

運転中は、腰が前方へずれないように気をつけましょう。

椅子と腰のあいだにクッションをあてがい、姿勢を正すグッズなどもありますが、腰椎《ようつい》前弯《ぜんわん》の強い人が使用すると、前弯がひどくなることになりますから注意が必要です。

骨盤もどし運動と股関節もどし運動を運転前後におこなって、カラダのゆがみを予防しましょう。また、日頃から新腰痛体操を実践してストレスに負けない腰をつくりましょう。

第2章

健康の大敵！
肥満がカラダを疲れやすくする

Q 19

三五歳のOL。身長一六〇センチで、体重は七〇キロありますが、スタイルはとくに気にしていません。でも、太りすぎは疲れやすいカラダになると聞きました。たしかに体調は悪くないのにすぐ疲れてしまいます。やはり、太りすぎのせいでしょうか？

肥満はカラダのバランスが崩れている証拠で、いろいろな病気や疲労の原因にもなるので問題なのです。身長が一六〇センチでしたら、ちょうどいい体重は五六キロ前後です。ですから、現状では一四キロほどオーバーしているわけですが、このオーバー分は、まず足とヒザに負担をかけます。

たとえば、私が知っているある女性は、四〇代から急に太りだして、標準体重を二〇キロも超えてしまいました。ダイエットを試みましたが、うまくいかず、五〇代で外反母趾《がいはんぼし》が悪化し、続いてヒザが外側に曲がるO脚になりました。

六〇代になるとヒザに痛みが出てきて、同時に、両手にしびれが出てきました。しびれの原因は、頸椎《けいつい》（首の骨）のねじれからくる神経の圧迫でした。

手術で圧迫を解消したので、手のしびれはなくなりましたが、ヒザは悪化する一方でした。

七〇代になると、O脚の曲がりもひどくなり、ヒザの痛みも増し、とうとう歩けなくなりました。家の中で、車椅子の生活になってしまったのです。

このように、肥満というアンバランスの状態で生活を続けていくと、カラダのどこかに負担がかかり、疲れやすくなり、病気や故障の原因になります。若いうちは自覚症状があらわれませんが、年をとるにつれ、なんらかのトラブルが起こる可能性があります。

ご自分のカラダの仕組みをよく知っておくことが、とても大切です。誰でも故障や病気の自覚症状がないと、太りすぎやヤセすぎを気にしないで、それまでのライフスタイルを続けてしまうものですが、それは危険です。

また、肥満は、栄養のバランスが悪いことの証拠でもあります。カロリーの高いものや甘いものを食べすぎてはいないでしょうか？　そのこと自体も、重大な生活習慣病を引き起こす原因になります。やはり今のうちに体重を減らして、カラダのバランスをととのえる必要があります。

こうすれば

①皮下脂肪を減らすために、ウォーキングやジョギング、水泳などの有酸素運動をします。
②食事を低カロリーのものにします。

❖有酸素運動とは

運動のカテゴリーからすると、仕事や家事は無酸素運動に属します。

カロリーを消費する、あるいは脂肪を燃焼させるためには、酸素を充分に取り入れる有酸素運動が必要です。ジョギングやウォーキング、水泳などが、有酸素運動になります。

しかしじつは、有酸素運動をしても、消費されるカロリーはごくわずかでしかありません。

たとえばエアロバイク（自転車こぎ）も有酸素運動ですが、三〇分間ほど一生懸命に自転車をこいでも、モニターに表示される消費カロリー量は、ご飯一杯分だけなんて出るとガッカリするものです。

しかし、有酸素運動はエネルギー代謝のペースを変えて、カロリーを消費しやすく（脂肪を燃焼しやすく）する効果があります。

メジャーリーグの選手も試合前後には、よく有酸素運動をしていました。彼らは筋肉隆々に見えるためウエイト・トレーニング（無酸素運動）ばかりしているように思われがちですが、年間一六〇試合を超える試合数をこなすスタミナをつけるためには、有酸素運動もしっかりおこなっていました。

疲労回復のためには、体脂肪の管理も重要ということです。

有酸素運動で早くヤセるというわけにはいきませんが、最も効果がありカラダにも安全な方法だということがおわかりでしょう。

Q20 肩や腕、脚など「部分ヤセ」したいのですが、そういうことは可能でしょうか？　また、ダイエットで疲れやすいカラダになると聞きましたが、ほんとうでしょうか？

「ここの部分だけ、よけいなお肉を落としたいんですけど……」

運動や治療にかかわっていますと、よくこんな声を聞きます。やはり女性に多いですね。飽食《ほうしょく》の時代、ダイエットに励む人は年々増加しています。

実際のところ、部分ヤセはほんとうに可能なのでしょうか？

結論からいいますと、「ヤセ方には個人差があるので、この運動をすれば、ここの部分のお肉が必ず落ちるとはいいきれない」ということになります。

ダイエットや部分ヤセのターゲットとなる脂肪細胞はホルモンの影響を受けやすいので、人によって感受性に違いがでてきます。たとえば、同じように全身のトレーニングをおこなっても、上半身の脂肪が落ちる人もいれば、下半身の脂肪が落ちる人もいるのです。同じトレーニングをしても、個人差があるということです。

また、せっかくトレーニングをしたのだからと、食事をとらない人も少なくありません。すると、はじめは体重が減りますが、しだいに筋肉をつける材料（栄養）もなくなってきて、疲れやすくなってしまうのです。

疲労も慢性的になると、カラダを動かすことが苦になって、その結果、皮下脂肪の落ちにくいカラダになってしまいます。

こうすれば

たとえば、脚を細くしたいという場合です。

①脚の皮下脂肪の代謝をうながすために、脚の血行をよくします——歩く、走るなどの有酸素運動をします。

②股関節のもどし運動をして、血液とリンパ液の流れをよくします。

③皮下脂肪になるような食べ物を避けます——できるだけ肉類、油もの、甘いものを食べないようにしましょう。

Q 21 お腹のお肉をとりたいのですが、腹筋運動は効果がありますか？　また、腹筋を強化すれば、疲れないカラダになるのでしょうか？

疲労とは直接関係はありませんが、この質問は、私のところでも非常に多く聞かれますので、お答えしておきます。

お腹についたお肉をとるために、一日に一〇〇回も二〇〇回も腹筋運動をしている人がいます。それだけの腹筋運動をしていたら、たしかに筋肉（腹直筋《ふくちょくきん》）が強化されます。しかし残念ながら、皮下脂肪の減少には効果がありません。

お腹のお肉がたるんでウエスト周囲が大きくなっている場合、腹筋運動による腹筋強化でウエストを引き締めることはできます。しかし、腹部の皮下脂肪をとったり、ウエストを根本的に細くすることはむずかしいと思います。

こうすれば

脚を細くする場合と同じように、次の三点を実践すると有効です。

①有酸素運動――ウォーキング、ジョギング、水泳などです。これらの運動で体内に酸素を充分にとり込み、心拍数を上げます。つまり、全身の血行をよくすることで、皮下脂肪の代謝をうながします。

②骨盤のもどし運動――骨盤がゆがんでいると、筋肉がたるんできて脂肪がつきやすくなるのでバランスをととのえましょう。また股関節もどし運動も効果的です。

③栄養管理――皮下脂肪が多いということは、皮下脂肪になるような食べ物をとりすぎているということです。現代人は栄養過多で、カロリーの高いものを食べすぎています。野菜など繊維質の多いものをとって、バランスをとりもどしましょう。

また、甘いものを食べると太りやすくなります。甘いものは血糖値を上げます。すると膵臓《すいぞう》からインスリンが出て、血糖値を下げます。しかし、血糖値は下がっても血液中から消えてしまうわけではありません。運動不足の人の場合には脂肪に変わります。これが皮下脂肪になるのです。

しかも、この脂肪は血管の内部にも付着して、血行を悪くする原因にもなります。ただたんに太るだけでなく、いろいろな病気のもとにもなるのです。

お菓子などの甘いものは、嗜好品《しこうひん》としての価値はありますが、栄養のバランスの点では、本来は必要のない食べ物ですので、できるだけ食べないようにしたいものです。また、果物類も糖分がありますから食べすぎないようにしましょう。

●コラム●

ランニングをする人へ

すべてのスポーツの基本は「走る」ことにあります。しかし、走ることで、さまざまな運動障害が起こっている現状もあります。

スポーツを愛好する一般の人はもちろん、学校のクラブ活動でスポーツをする中学生や高校生にも、障害が起こっていることがよくあります。

そこで、より安全なランニングをおこない、疲れも残さず、障害を予防するために、以下のコンディショニング法を紹介します。

【ランニングシューズについて】

①走るときはランニングシューズをはきましょう。テニスシューズ、バスケットシューズ、スパイクシューズなど、その競技特有のシューズでランニングをする傾向がありますが、これは足を傷める原因になります。

②靴紐《くつひも》をしっかり結んで走りましょう。紐がゆるいとシューズの中で足が遊び、故障の原因になります。

③日頃からシューズの裏底の減り方をチェックしましょう。

もし左右の減り方がアンバランスな場合は、シューズを変え、その原因をつきとめ、ランニングのフォームを改善する必要があります。

【シューズの選び方（買い方）】

この選び方は、ランニングシューズにかぎらず、一般のすべての靴にも、そして学校の上履きの選び方にも該当します。

①足のサイズは、午前中より午後のほうが大きくなります。夕方の時間帯にシューズを選びましょう。

②足の形にピッタリ合ったものを選びましょう。

足の長さだけで決めずに、足の指の形、足の幅、甲の高さに合うものを選びます。

大きめのシューズは足に楽なように感じますが、故障の原因になる可能性があります。

③シューズの前の部分の柔軟性をチェックしましょう。足の指による「蹴《け》り」をスムーズにするために柔軟性は重要です。

足の指の付け根の部分がスムーズに曲がるものがいいでしょう。この曲がりが悪いと、アキレス腱や土踏まずを傷めるおそれがあります。

④カカトがしっかりしたシューズを選びましょう。カカトはヒールカウンターと呼ばれ、足の動きをコントロールする大切な部分です。

シューズのカカトの部分を手の指で押してみて、型崩れしないものを選びます。

●コラム●

ランニングをする人へ

【走路について】

ランニングの走路（コース）は、随時変更しましょう。いつも同じ走路を同じ方向で走り続けると、特定の筋肉、骨、関節にストレスがかかり多大な悪影響をおよぼします。

たとえば、一周一〇〇メートルから二〇〇メートルの長方形の走路を、左回りに走ったとします。

すると、コーナーではつねにカラダを左側に傾けて走ることになるので、ほんの一〇分間走り続けただけで、足関節、ヒザ、股関節、骨盤にストレスがかかり、ゆがみが起こります。

関節部だけでなく、筋肉、靭帯、腱の特定の部位だけにストレスが加わり、きわめて危険です。

体育館やテニスコートなど、短い距離の曲走路を走るときは、五分ごとに反対回りをしましょう。この走り方ですと、疲れを感じないで意外と楽に走れます。走った後は、足首回しや骨盤回しのもどし運動もしておきましょう。

第3章

「食べる・寝る・休む」。疲れたカラダは家庭で治す

Q22 疲れをとるためにたっぷり眠っているのですが、朝起きたときにカラダが固まっていて、疲れがとれません。寝方が悪いのでしょうか？

おそらく、寝返りをうつ回数が少ないことが原因かもしれません。ふつう、一晩の寝返りの回数は二〇回前後といわれています。

患者さんの中には、「寝たときと、朝起きたときの、頭の向きとカラダの位置が同じだから、私は寝《ね》相《ぞう》がいいんだ」と喜ぶ人がいます。

しかし、これはほめられたことではありません。そういう人は、筋肉も関節も硬くなっていることが多いのです。

そもそも、寝返りをうつ理由は、カラダの血液循環をよくするためです。

睡眠中は、呼吸数や心拍数は減少して血圧も下がっています。また、筋肉もゆるんでいる状態で、カラダはなるべくエネルギーを使わないようにして休んでいます。

ところがそういう状態だと、心臓から筋肉に送り出された血液が、カラダのすみずみまで行き渡らなかったり、筋肉から心臓に血液を送り返すポンプ作業が低下してしまいます。

そこで、私たちのカラダは、寝返りをうって血液を流そうとするわけです。つまり、寝返りをうつということは、血液の流れをよくするための「無意識のもどし運動」なのです。

このもどし運動が、寝ているあいだに適切におこなわれないと、血液循環が悪くなり、朝目覚めたときにカラダが固まっている状態になるというわけです。

逆に、寝返りの回数が極端に多いと、熟睡できないことになりますから、かえって疲れてしまうことになります。

起きたときカラダがガチガチに硬くなっている人や、腰が痛い、首や背中が痛いなど、筋肉や関節のトラブルを起こしている人は少なくありません。

早めのケアと日頃の予防が必要ですが、症状によって対処法は異なります。

こうすれば

朝起きたときに疲れが残っている人は、起床時のもどし運動と寝る前のもどし運動をおこなうと効果的です。

起床時のもどし運動はQ14で述べましたので、ここでは寝る前のもどし運動を紹介します。

❖寝る前のもどし運動

①肩甲骨のもどし運動を三〇秒間します。
②上を向いたまま、両ヒザの裏をもって、抱え込むようにカラダを丸めます。
③カラダを左右交互にツイストさせます。
④図のように、股関節ローリング運動をします。
⑤図のように、肩ローリング運動をします。
⑥太モモのストレッチングをします（五九ページの図参照）。

●寝る前のもどし運動

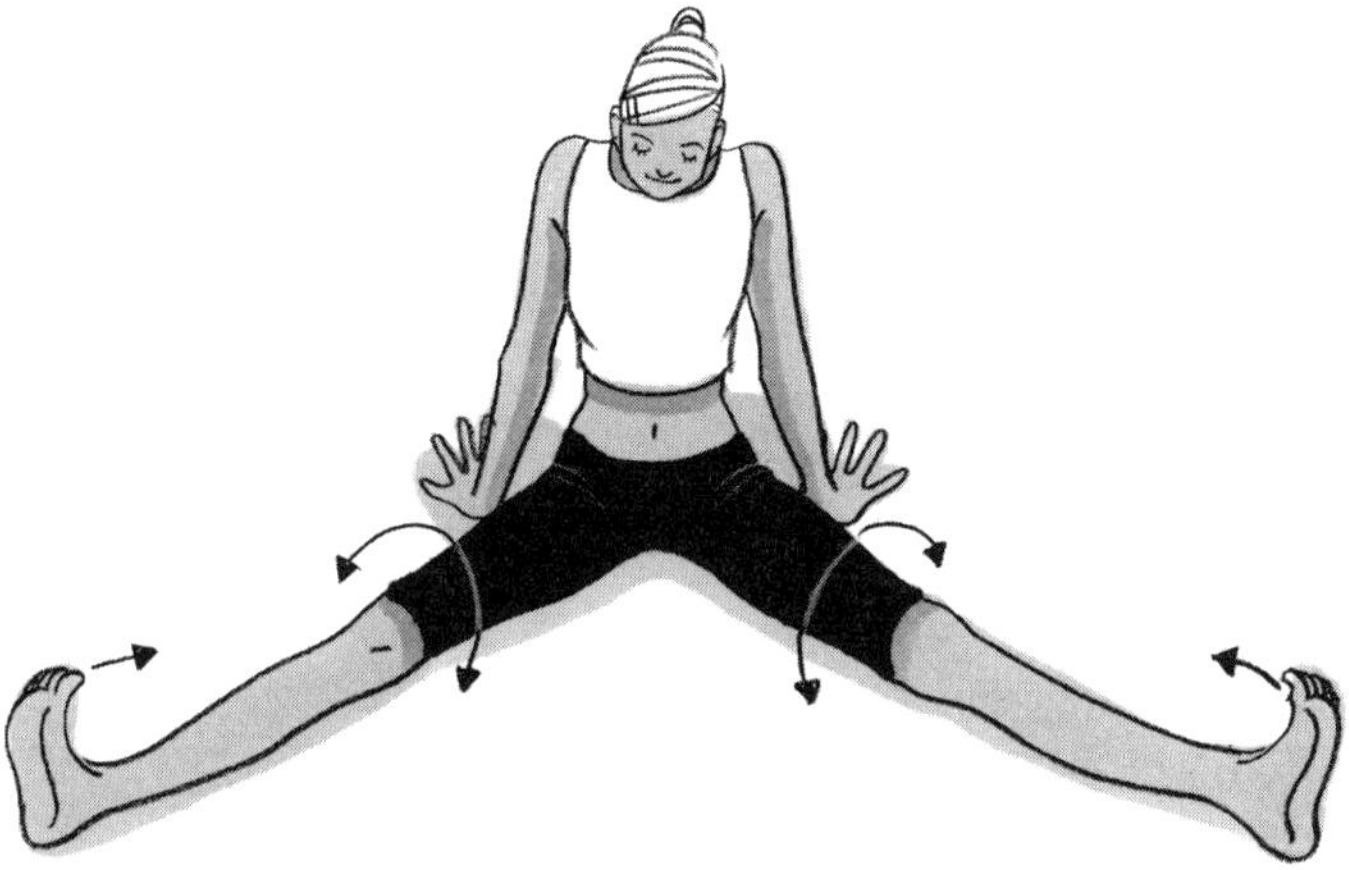

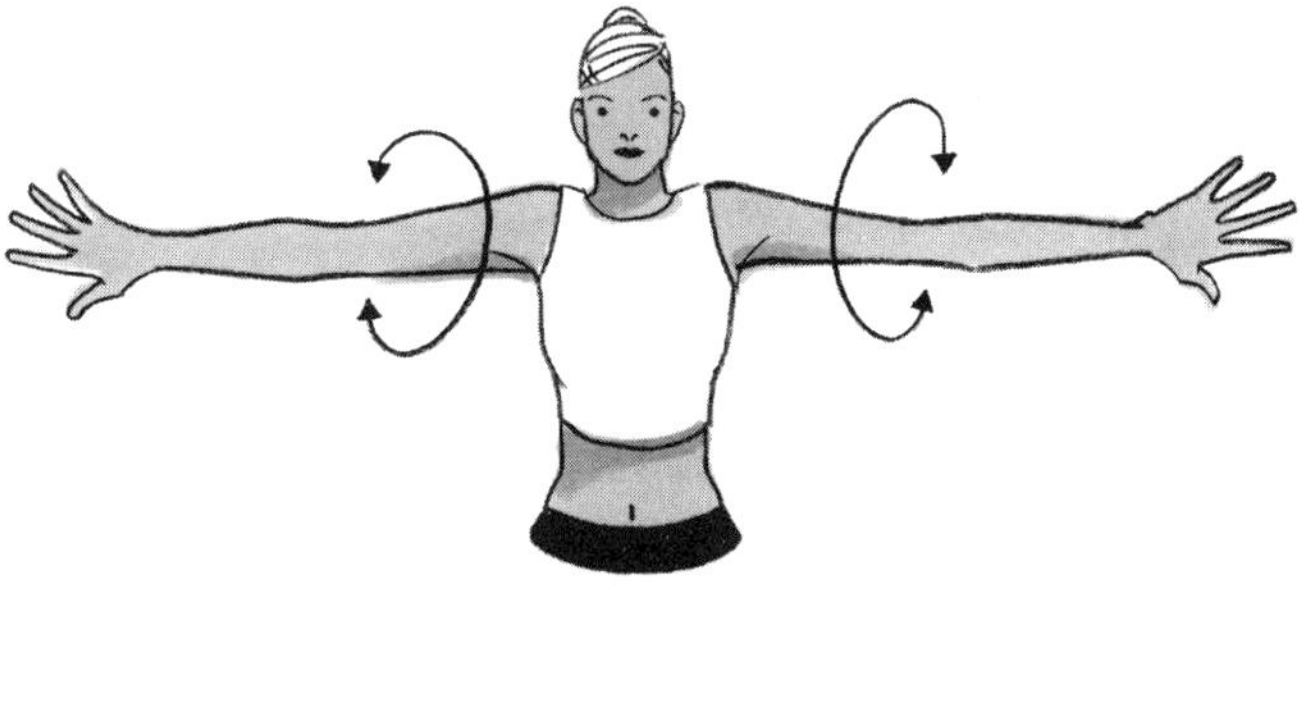

Q23 朝起きたとき頭痛がしたり、首や背中が痛むことがあります。どうしてでしょう？

私のところへもこうしたトラブルで来る人が多く、そのときは次の質問をします。

①最近、枕を変えましたか？
②枕の高さは合っていますか？
③寝返りが楽にできる状態で寝ていますか？
④お子さんやペットと一緒に寝ていませんか？
⑤どんな姿勢で寝ていますか？

①と②の枕の高さについては、やはり、首に負担がかからない高さのものを使用するとよいでしょう。

一時、整形外科などで「なるべく低い枕を」とか、「枕はしないほうがよい」と指導する時代がありました。しかし最近では、頸椎《けいつい》（首の骨）を圧迫しない枕の使用法をアドバイスするところが増えてきました。
③の寝返りは、カラダが要求する自然な運動です。寝返りが充分にできるスペースを確保することが大切です。
④の、お子さんやペットと一緒に寝ている場合も窮屈《きゅうくつ》な寝方になります。隣りに気をつかうと、熟睡できないばかりか寝返りの数が少なくなります。
同じ方向を向いて、長時間寝ることにもなるので、カラダ全体に負担がかかります。寝るときは、一人でのびのびと寝ることをおすすめします。
⑤の姿勢とは、仰向《あおむ》けか横向きか、あるいはうつ伏せで寝ているのかという意味です。人はほとんど上を向いて眠ります。その時間が圧倒的に多いでしょう。
しかし、カラダのどこかにトラブルが起きると、横向きで悪いところをかばう寝方をしてしまいます。長時間その姿勢のまま寝ていると、下になっているほうの股関節や肩甲骨周辺が圧迫され、血流が悪くなりカラダが硬くなります。

背中や首の痛みは、腕から指先にかけての痛みやしびれなどを招くこともあります。

朝起きたときの頭痛の場合は、枕が高すぎることが原因だと思われます。枕が高すぎると、頸椎の上部が圧迫されて頭痛が起きやすくなります。

●理想的な枕

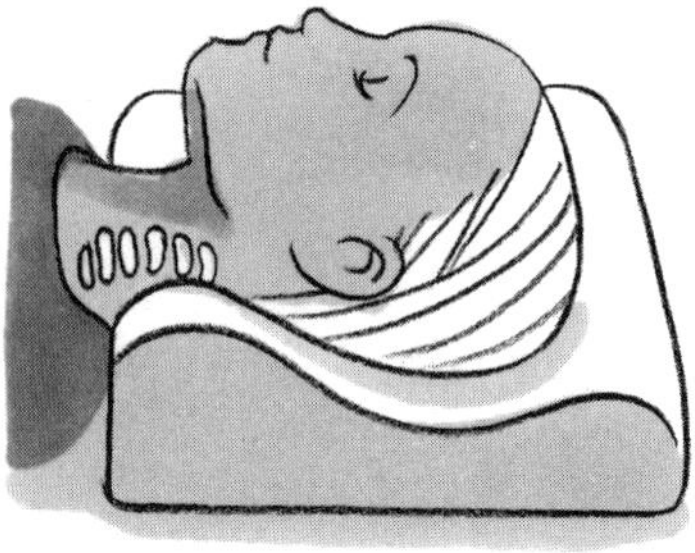

カーブしている頸椎と、その全体を
支えている理想的な枕

頸椎は、七つの骨からできていて、一つ一つの骨には、脳からつながっている脊髄《せきずい》神経を通すトンネルがあります。

高すぎる枕を使うと、トンネルが狭くなり脊髄神経が圧迫されます。すると、筋肉の働きや血液の流れが悪くなり、首の後ろの筋肉も硬くなり、背中から腰にかけて緊張して、腰痛が起こることもあります。

逆に、枕が低すぎると、頸椎の下部が圧迫されて手のしびれが出ることがあります。また、横になって寝ると、首が傾いてしまうため、寝違いの原因になります。つまり、脊髄神経が通るトンネルをできるだけ圧迫しない姿勢で寝る必要があるのです。

❗こうすれば

下を向いたときに首の後ろが痛む場合は、骨盤のもどし運動と肩甲骨のもどし運動をおこないます。

また首を横に傾けると痛い場合は、肩甲骨のもどし運動と首のもどし運動をおこないましょう。

❖まくらの選び方

頸椎はカーブしています。その自然なカーブにそった形で、首全体を支えてくれる枕を選ぶことが大切です。

選び方は次のとおりです。まず枕をして仰向けに寝ます。次に、腕にどのくらい力が入るか、たとえば握力計などを使ってテストします。枕の高さを変えて試してみて、最も腕に力が入る枕が、首に適した枕ということになります。

枕の硬さは、硬すぎずやわらかすぎず、表面はソフトで、中の芯《しん》はある程度反発力のあるものがよいでしょう。

Q 24 昼寝はしたほうがいいですか？ 昼寝をすると、かえってダルくなるのは、どうしてでしょう？

誰でも経験していると思いますが、あまり疲れすぎてしまうと、眠れなくなることがあります。

あるいは、非常に怖い目にあった後とか、誰かとケンカをした後などは、交感神経《こうかんしんけい》が働き、極度の緊張状態、あるいは興奮状態が続いているので、疲れていても眠れなくなります。

もちろん、仕事や家事などで疲れすぎた場合も、交感神経は働きます。夜ぐっすりと眠るためには、疲れを蓄積させないことが必要です。そのためにも、昼寝はぜひおすすめします。

疲れの蓄積で起こる不眠は、本人の努力だけでは回復がむずかしいので、専門医の指導が必要になります。ですから、そこまで疲労を蓄積させないことが重要なのです。

昼寝をするとダルくなるというのは、昼寝のしかたに問題があります。長時間の昼寝はカラダの活動機能をストップさせてしまうので、ダルさを感じるのです。一時間以内の昼寝が適当でしょう。

昼寝の一時間は夜の三時間分にも相当するといわれており、とても効果的です。

最近では、一五〜三〇分でも効果があるといわれています。時間のない人には朗報です。

こうすれば

カラダにやさしい昼寝のしかた

①眠る前に、骨盤のもどし運動と肩甲骨のもどし運動をおこなって、カラダをリラックスさせます。

②目覚まし時計をセットします。時間は三〇分前後がベストです。

③毎日なるべく同じ時間帯に休むようにします。生活のリズムをつくるためです。午後一時から三時までのあいだが、昼寝に適している時間帯といわれています。

④寝るときは横になりましょう。座ったままで寝ると、姿勢を保持する筋肉が緊張してしまいます。

⑤暗くして休みます。熟睡できます。

⑥目覚めたら全身を伸ばし、お茶などを一杯飲み、血流をよくします。

さらに、軽いストレッチやもどし運動をおこない、次の活動にそなえましょう。

●コラム●

手枕《てまくら》について

横になってヒジをついて、手枕をしてテレビを見る人は多いと思います。じつはこれは非常に悪い姿勢で、頭痛や肩こりの原因になる場合があります。

この姿勢は、首から腰までの脊椎《せきつい》が「Cの字カーブ」を描くことになります。すると関節にストレスがかかり、筋肉が硬くなります。

筋肉の左右のバランスも崩れて、こりなどのトラブルの要因になります。筋肉が硬くなり血管が圧迫されることで頭痛も起きます。

横になりたいときは、肩から頭にかけての高さに合った枕や、重ねた座布団などを使ってください。

また、手枕には、ヒジからコブシまでを床につけて、コブシに頭を乗せる姿勢がありますが、これは最もよくない姿勢です。ヒジに大きなストレスがかかるからです。

私はよく、スポーツ選手にはこういう手枕をしないように注意します。

とくにスローイング系のスポーツ、たとえば、野球、テニス、バレーボールなどの選手には、絶対にしないように警告しています。

Q 25 寝ているとき、脚がつって目が覚めることがあります。こんなときは、どうしたらいいでしょう？

筋肉が「つる」というのは、一時的に筋肉が異常に収縮する症状です。代表的なものは、ふくらはぎの筋肉（下腿三頭筋《かたいさんとうきん》）のつりです。いわゆる「こむらがえり」です。

寝ているときに限らず、脚がつる原因には次のようなことが考えられます。

①**筋肉の使いすぎ**――スポーツなどで筋肉を酷使したときに起こります。ふだん運動をしていない人が急に筋肉を使ったりしたときにも起こります。これはその場で起こることもありますが、後で、夜寝ているときに起こる場合もあります。

②**多量に汗をかいたとき**――汗をかくと、塩分やミネラルが失われます。ミネラルは生命活動に必要な成分で、不足すると当然筋肉にもトラブルを起こします。

③**部分的にカラダが冷えたとき**――カラダの一部が冷えて、そこだけ血流が悪くなり、筋肉が収縮するケースです。たとえば、海水浴をしているとき、脚が冷えてつる例などです。

寝ているときのこむらがえりは痛いだけですみますが、泳いでいるときの脚のつりは非常に危険です。実際にそれで溺《おぼ》れた人もいます。泳ぐ前に準備体操などをして、筋肉をほぐし、体内の血流をよくしておきましょう。

④サポーターなどで、カラダの一部をしめつけたとき――これも、しめつけることで血流が悪くなった結果です。

こうすれば

よく、こむらがえりが起きたときは足の指をつかんで手前に引いて、ふくらはぎの筋肉を伸ばせといいますが、これは間違いです。

筋肉がつったときは急に引っぱってはいけません。収縮していますから、無理に伸ばすと筋断裂《きんだんれつ》を起こす危険性があります。

つっている筋肉を手でつかみ、軽くもむように圧迫すると、徐々に痛みがおさまります。痛みがおさまってから、ゆっくりと筋肉を伸ばすようにします。

また、股関節のもどし運動をして血液やリンパ液の流れもよくしましょう。

日頃から野菜や果実を多くとるように心がけ、暑いときなどは、水だけでなくスポーツドリンクなども交えて補給するようにします。また、筋肉を冷やしすぎないことも大切です。

カラダをしめつけるきついサポーターなども、長時間使用しないほうがよいでしょう。

Q26 家事で疲れを感じます。とくに病気があるわけではないのですが……。

ストレスや内科的な病気から、カラダが疲れる場合もあります。そうでないとすれば、筋肉や関節が硬くなっていることが考えられます。

硬くなる原因は、たとえば台所仕事で、長時間同一姿勢で作業をしていることなどがあげられます。調理したり、洗い物をするときはずっと下を向いているからです。もし、流し台や調理台の高さが低かったりしたら最悪です。ヒザを曲げたり、腰をかがめた状態で長い時間をすごすことになるからです。

家事を休んでいるときでも、疲れの原因をつくっていることがあります。これは、ほとんどの人が気づいていないことですが、テレビを見るときのカラダの向きが問題です。テーブルについてテレビを見る場合、正面に座るのがお父さん、台所に近い椅子に座るのがお母さん、その反対側に子供たちと、これが平均的な位置です。

そして、みなさんがテレビを見る位置は、ほとんど変わりません。お父さんはいいのですが、お母さんと子供たちは、カラダをひねって見ることになります。

三〇分程度なら、まあ問題にはならないでしょう。

しかし、これが一時間も二時間も続きますと、筋肉の疲れや硬化が間違いなく起こります。しかも、ほとんど毎日同じ席から、同じ方向にカラダをひねっていますと、重大なトラブルを招くことになります。

家族そろってテレビを見るときは、三〇分ごとに席替えをしましょう。お母さんも、一人でテレビを見るときは、真正面から見るようにしましょう。

こうすれば

①台所仕事をするときは、背中を丸めないよう注意しましょう。

②長時間同一姿勢になりそうなときは、骨盤のもどし運動をします。

③家事は手を使うことが多いので、首や肩が硬くなりがちです。その緊張を防ぐために肩甲骨のもどし運動をしましょう。

④首を右へひねってテレビを見ていた人は、左に数回ひねり返して、首の筋肉のバランス

をとっておきましょう（左の場合は右へ）。

⑤同じく、カラダをひねってテレビを見ていた人は、反対側に五回ほどひねり返しておきましょう。

●コラム●

レジスタンス・トレーニング

イチロー選手のなにげないしぐさについてですが、彼はライトの守備についているとき、注目すべきトレーニングをしています。

一塁にランナーが出たとき、もしライトにヒットが出ると、ランナーは三塁まで進塁します。それを阻止するために、イチロー選手は左手のグラブを右手にもち変えて、スローイングの練習をしているのです。

これはレジスタンス・トレーニング（負荷運動）といって、肩まわりの血流をよくして、いつでも全力で送球できるように準備をしているわけです。こうすることで、腕の血液の流れをよくして、筋肉や関節の動きもスムーズにすることができます。

イチロー選手のしなやかで力強いプレーは、このような準備運動から生まれるのです。

私のコンディショニングでもレジスタンス・トレーニングを実践しています。たとえば「股関節スクワット」で腰を曲げる角度を深くすれば「負荷運動」になります。強化の必要度に応じて、レジスタンス・トレーニングをおこなうということです。

また、ウォーキングをするだけでもレジスタンス・トレーニングになります。私たちは「自分の体重」という負荷を背負って歩いているのです。

Q27 家族に「背中の右側だけが、盛り上がっている」といわれました。なぜでしょう？　このままにしておいてもいいでしょうか？

「効《き》き背筋」という言葉があります。手足に右利き、左利きがあるように、じつは背筋にも右利き、左利きがあるのです。

この効き背筋を意識して使っている人はほとんどいません。しかし、カバンをいつも一方の肩だけにかけたり、立っているとき左右のどちらかに重心をかけていたり、無意識のうちに効き背筋を使っている人は多いのです。

背中の片方だけが盛り上がっているのは、そちらが効き背筋だからです。それを放っておくのはよくありません。背筋がアンバランスだと、腰痛を引き起こすことになります。

たとえば、プロ野球選手で腰痛を訴える人が多くいます。彼らに「いつ頃から腰が痛いのか？」と聞くと、ほとんどの選手が中学や高校時代からといいます。つまり、その年代からプロに入るまで、ずっと腰痛もちだったわけです。

腰痛が中・高生の年代から増えているのは、カラダを支える筋力が弱くなっていることなどの問題もあります。しかし、カバンのもち方による弊害も多く見受けられます。たとえば野球のピッチャーは、効き腕で重たい物をもちません。それが、背筋の左右差を生み、背骨をゆがめ腰痛を起こしてしまうことになるのです。

メジャーに渡って活躍している選手と、以前食事をしたことがあります。彼がプロの世界に入ったばかりの頃のことでした。

彼は、座敷で脚を投げ出して座っていたので、もしかしたら腰痛があるのではないかと思い、尋ねてみると、高校一年生の頃から腰痛があったといいます。

原因は、やはり、いつも重たい野球バッグを同じ肩にかけていたことでした。その後、彼は腰痛も克服して、いまやメジャーの一流選手です。

こうすれば

同じ腕、同じ肩、同じ脚だけを使うことはやめましょう。つねに左右の筋肉をバランスよく使うようにします。

Q28 姿勢をよくするためには、腹筋と背筋を鍛えればいいのですか？　また、自分で姿勢をチェックできる方法はありますか？

「腹筋や背筋を鍛えれば姿勢はよくなる」と書いてある指導書が多数あります。たしかに、腹筋や背筋を鍛えれば背骨を支える手助けになります。しかし、姿勢が悪くなるのは他にも原因が考えられます。

たとえば、かみ合わせの悪さや、足関節のゆがみも要因になります。姿勢が悪い人は、その原因をつきとめてすみやかに改善していく必要があります。長いあいだ、姿勢が悪い状態が続くと、骨格がゆがみ、関節や筋肉がアンバランスになり、ストレスがかかり、肩こりや腰痛、ヒザの痛みにつながってしまいます。

こうすれば

私が診ていた人に、長年、胃をかばって横向きで寝ていたため、左右の肩甲骨の位置がずれ、骨盤がゆがみ、その結果、背骨が曲がってしまった人がいました。このような人に、腹筋、背筋の運動のみを指導しても改善ははかれません。

この人には、肩甲骨のもどし運動と骨盤のもどし運動と深層筋強化トレーニングをしてもらい、横になるときは左右均等に寝ることを実践してもらいました。すると、一カ月で背中はシャンと伸びて肩甲骨の位置も改善されてきました。

❖姿勢のチェック法

次のような異常があれば、カラダにゆがみがあります。

[全身が映る鏡の前に立って]

①両肩の高さが平行でない。
②首が左右どちらかに傾いている。
③下に降ろした手の指先の位置が、左右同じでない。

●深層筋強化トレーニング

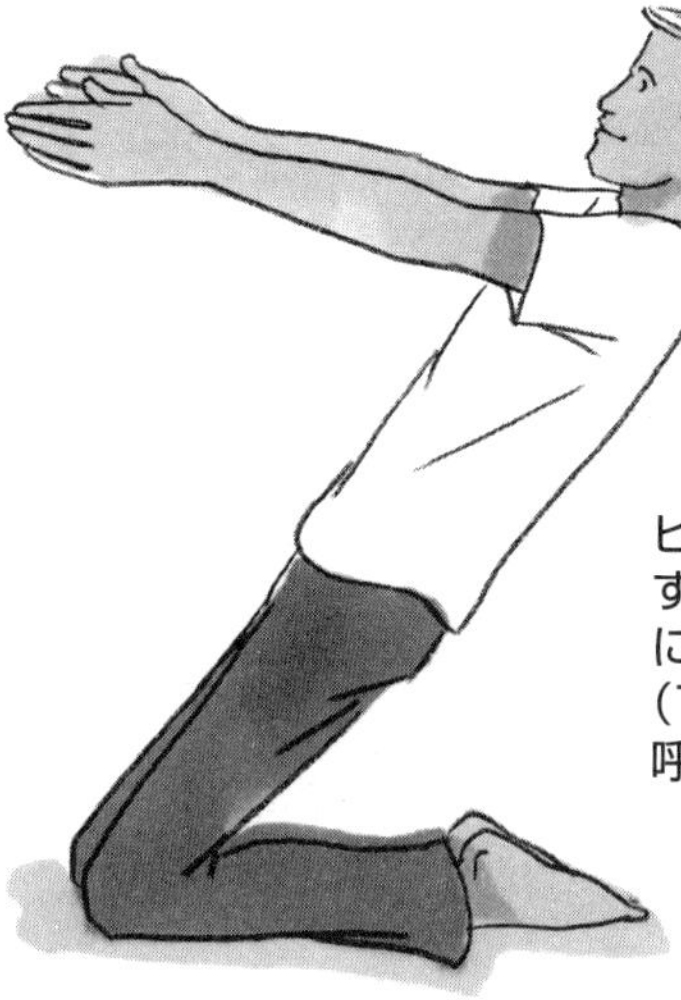

ヒザを少し開き上体を後方へ移動する。手は、バランスをとるために前方にあげる
(1セット30秒間を目安に2セット)
呼吸は止めないこと

【横を向いた姿勢で】

①顔が前に出すぎている。

②胸とお尻のバランスが悪い。

【仰向けに寝て】

①両ヒザを立てたとき、皿の高さ(ヒザの高さ)が違う。

②両脚を伸ばしたとき、内くるぶしの位置が違う。

Q 29 風呂に入って疲れをとりたいのですが、最近、風呂に入るとかえって疲れる気がします。どうしてでしょう？

今日は仕事で疲れたから、ゆっくり湯船につかって疲労回復をしようという人は多いと思います。

入浴は全身の血行をよくします。血流がよくなると、筋肉の疲労やストレスの解消になります。

カラダを温めると、慢性の痛みも楽になるときがあります。それほど血流をよくすることは大切で、したがって入浴も健康には効果があるのです。

ただし、次のようなことを守って風呂に入らないと、かえって体調を崩し、翌日に疲労をもち越すことになりかねないので注意が必要です。

❢こうすれば

①お湯の温度は三八～四〇度前後で、入ったときに熱く感じない程度にします。
あまり熱すぎると、二～三分で出てしまい温熱効果が期待できず、疲れて硬くなった筋肉の緊張緩和につながりません。

②長く入りすぎるのも疲れます。
ゆったりとした気分で入り、リラックスできたと思ったらあがります。ついつい長湯になりがちになるので、湯船でストレスを感じない程度の時間にしましょう。

③お酒を飲んだら入らないことです。
アルコールはカラダの水分を奪って、血液をドロドロにしてしまうので危険です。お酒を飲みたい日は、入浴の後に飲むようにしましょう。

④疲れて帰ったときは、すぐ風呂に入らないようにしましょう。
カラダも心も緊張しているはずですから、お茶でも飲みながら、三〇分程度休んでから入るようにします。

⑤食事の直後の入浴は避けましょう。
血液が胃に集まっているので、消化に悪くカラダに負担をかけることになります。

以上のことを守れば、入浴は疲労回復と疲労予防にすぐれた効果があります。夏場でもシャワーですませずに積極的に入るようにしましょう。

Q30 最近、食事をしているとすぐにあごが疲れてしまいます。どうしてでしょうか？

上下の歯のかみ合わせが悪いと、下あごがずれてくるのです。すると顔がゆがんできます。それだけでなく、脊椎《せきつい》にまで悪影響をおよぼし腰痛の原因になることもあります。

昔から、「よくかめばカラダによい」といわれています。もちろんそれは正論で、かむことの大切さは私たちトレーナーも充分理解しているところです。

しかし、もう一つ大切なことがあります。それは、両方の歯でバランスよくかんでいますか？　ということです。もし、いつも片方の歯だけでかんでいると、一方だけのあごの関節や筋肉が強化されて、やがては脊椎のバランスを崩すことになります。

人にはクセというものがありますが、かむ運動にもクセがあります。左側の歯に虫歯があるときは、誰でも右の歯で食べ物をかみます。虫歯を治した後も、ついつい右の歯だけでかみます。それがクセになっているからです。

長期間片方の歯だけでかんでいると、しだいに下あごがずれてきます。あごのゆがみです。すると、頸椎《けいつい》の左右の筋肉がアンバランスになり、顎関節炎《がくかんせつえん》の原因にもなります。それだけでなく、頸椎がゆがんできます。

また、入れ歯によるかみ合わせの悪さも、下あごのずれを生じさせます。両方の歯でかんでいるつもりでも、歯そのものがずれていたら、かみ合わせもずれてしまいます。

首の筋肉のアンバランスと頸椎のゆがみは、その下部にも悪影響をおよぼし、肩の筋肉と骨、肩甲骨、背骨、骨盤にも、アンバランスとゆがみを生じさせることになります。

つまり、かみ合わせの悪さが、肩こり、腰痛、その他の病気を引き起こすことにもなるのです。最近は顎関節炎の人が増えてきたといわれています。虫歯の治療だけでなく、かみ合わせの治療に通う人が多くなってきているのです。

かみ合わせも非常に重要な問題になっているのです。顔がゆがんでいたり、くちびるが曲がっていたり、口を大きく開けられなくなったりしたら要注意です。

私たちトレーナーは、腰とかヒザとか、トラブルが起こっている部分だけを診るのではなく、カラダ全体を診て改善していきたいと思っています。

ですから、歯のかみ合わせの状態についても注目するようにして、もし異常があった場合は、歯科の先生方とも連携《れんけい》をとって、チームサポートをしています。

こうすれば

自分でかみ合わせをチェックしてみて、異常があれば歯科医院で治しましょう。

[かみ合わせチェック法]

①等身大の、あるいは上半身が映る大きさの鏡の前に立ちます。力をいれず、楽に立ちます。

②頭の傾き、両肩の高さ、両腕を下ろしたときの指の先の位置、脇のすきまをチェックします。このとき、意識して左右のバランスをとろうとせず、ありのままの状態を覚えておいてください。

③七センチほどに切った割《わ》り箸《ばし》を二本用意し、次ページの図のように左右の奥歯で軽くかみます。

④割り箸をかんだ状態で、もう一度鏡を見て、もしはじめの姿勢と変わったところがあったら、かみ合わせに異常があるということになります。

●かみ合わせチェック法

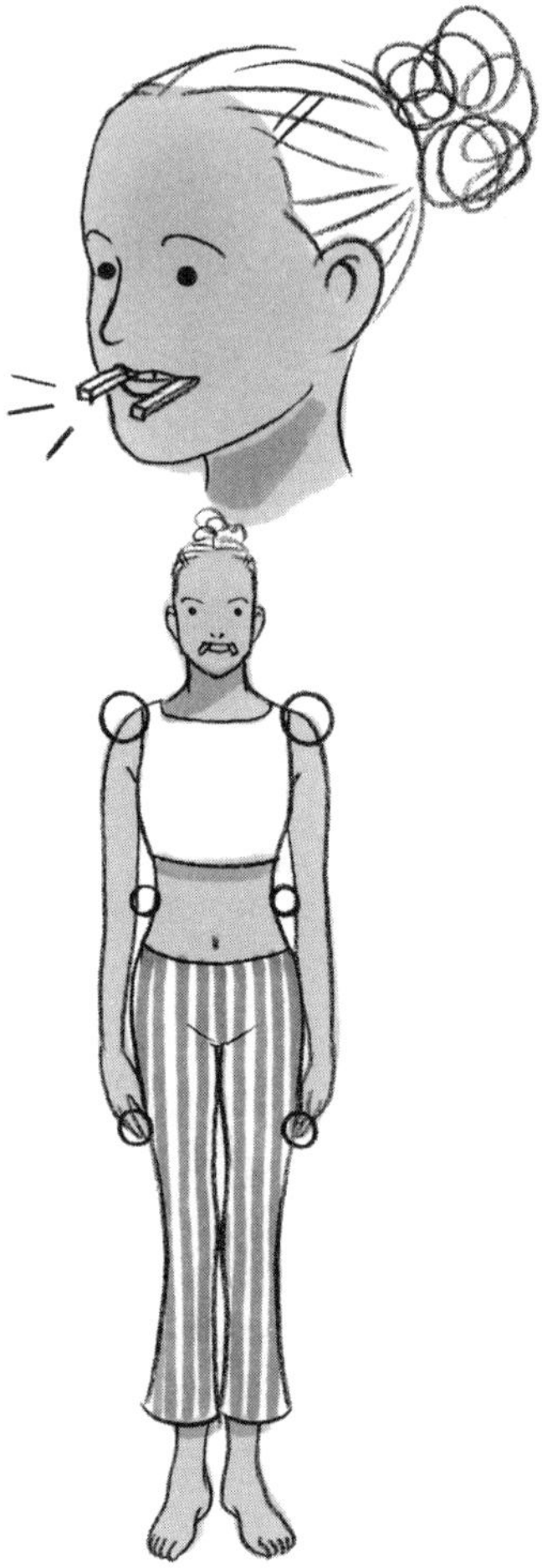

左右の奥歯で、それぞれの割り箸をかんでいる状態が、正常なかみ合わせの状態です。かんでいないときと、かんでいるときの姿勢に変わりがなければ、いつも正常なかみ合わせをしているということになります。

かみ合わせの悪さが原因である場合の猫背や反《そ》り身のチェックもできます。割り箸をもう一本足して、つまり二本重ねて厚くしてかんでください。そのとき、背筋が伸びるとか、姿勢がよくなったら、かみ合わせが悪くなっていると思ってください。

この方法は、私が実際に患者さんにおこなっているチェック法で、かなりはっきりと判断することができます。

患者さんの例②

歯の悪いスポーツ選手は故障が多い　（プロ野球選手）

「スポーツ選手は歯が命」といわれるぐらい、かみ合わせと競技力の向上には密接な関係があります。

運動をしている人、とくに瞬発力を必要とする競技の人の場合は、強く歯をかみしめるので、奥歯がボロボロになるほどの力が歯やあごにかかってきます。たとえば、プロ野球選手やゴルファーは、オフシーズンに必ずといっていいほど歯の治療を受けています。

私が診たプロ野球選手に、腰痛に悩まされていた二〇代のピッチャーがいました。整形外科ではとくに異常は見当たらなかったらしく、あらゆる治療を試みたものの根治《こんち》できずにいました。また、疲労がたまると、思うようなボールが投げられないということでした。

骨盤の状態を調べたところ、仙腸《せんちょう》関節に、右前方へのねじれがありました。また、奥歯が一本抜けたままになっており、食事のときはいつも一方の歯だけでかんでいたということで、そのため、かみ合わせも悪くなっていました。

彼の腰痛には、骨盤と頸椎とかみ合わせからアプローチを試みました。かみ合わせの治療は歯科に通院してもらい、それと平行して、まずは骨盤もどし運動を毎日おこなうよう指示しました。

また、練習の終了後は、ふだんのスローイングとは反対の腕を使ったスローイングを、一五回おこなうように指示しました。実際にボールは投げずに、カラダ全体を使って動くようにアドバイスしました。

これはねじれのもどし運動です。日頃同じ方向ばかりにカラダをひねっているので、肩甲骨と股関節と骨盤の仙腸関節にひずみが出るため、それを改善するもどし運動が必要でした。ちなみにバッターの場合は、左右反対のスイングをすればもどし運動になります。

さらに、仙腸関節と頸椎にＡＫＡ治療を週一回おこないました。

その結果、腰痛をほとんど感じなくなり、彼はなんとかシーズンを終えることができました。オフシーズンに入ってからは、歯科の治療も本格的におこなったので、腰痛はすっかり改善することができました。

かみ合わせがよくなると、彼の握力は六〇キロから六五キロにアップしました。そして、次のシーズンは見事に最多勝をあげることができました。

患者さんの例③

顔のゆがみは歯の治療で治る（二〇代女性）

二〇代の女性が、就職活動のために証明写真を撮りました。そのとき、カメラマンから「顔がゆがんでいる」と指摘されたそうです。

それまで、自分ではまったく気づかなかったので、ショックを受けて来院したということでした。

日頃から、首から背中にかけてこわばった感じがあるというので、まず左右のかみ合わせをチェックしました。すると、口を開けるたびにあごがカクックカクッと音を立て、口を大きく開けられない状態でした。それでも痛みがなかったので、気にしないでいたそうです。

さっそく、歯科での受診をすすめました。それと同時に、頸椎と仙腸関節に機能障害があったため、私のところではＡＫＡ治療をおこないました。

その結果、三カ月後には顔の左右のバランスがとれて表情も変わりました。首から背中にかけてのこわばり感も解消して、彼女は見事に一流企業に入社することができました。

●コラム●

かまない子供たち

昔の子供は、固いものをよく食べたようです。スルメ、ニボシ、干しイモ、トウモロコシ、タクアン、せんべい……。リンゴやキュウリは丸かじり、サトウキビまでがりがりかじったといいます。

それに比べると現代の子は、かむ機会が極端に減りました。固い食べ物が少なくなり、かまなくても楽に飲み込める食べ物が増えたためです。甘い、おいしい、やわらかいという食品が、子供の食べ物の主流になりました。

「よくかまなくてもいい」という食生活が、幼児期からの習慣になってしまったのです。現代の若者は、あごが細くなり、歯並びが悪くなったといわれます。その原因の一つには、成長期によくかまなかったこともあげられると思います。

いうまでもなく、成長途上の子供にとって、かむという行為は非常に大切です。歯ぐきの神経は脳に直結しているので、よくかむとよく脳が発達します。あごの関節や筋肉も発達し、カラダ全体によい影響をもたらします。

よくかむと、よく唾液《だえき》が出て、消化液もよく出て、食べ物の栄養をしっかり吸収します。肥満の予防にもなります。そして、唾液には殺菌作用もあります。

かむことは健康の基本です。子供にかむ習慣をつけさせてあげましょう。

第4章

疲れないカラダの秘密は「足」にあった

Q 31 最近、道路や階段でよくつまずき、歩いてもすぐ疲れてしまいます。年のせいでしょうか？

「年のせい」という言葉は、私のコンディショニングでは禁句にしています。

中高年になると、誰でもカラダの機能はそれなりに低下してきます。しかし、原因を知り、正しく対処すれば、機能の回復は充分可能です。年だからしかたがないとあきらめるのが、一番よくないのです。

つまずく原因は、足首（足関節）の動きが悪くなっていることと、すねの筋肉（前脛骨《ぜんけいこつ》筋《きん》）が弱くなっていることが考えられます。そういう状態ですと、つま先が上がりにくくなるのです。

たとえば、階段をのぼるときは、誰でもつま先は上げているつもりです。しかし実際には、足首の動きが悪くなっているので思ったほど上がっていません。だから、つまずくのです。

足関節の動きが悪いと、しゃがむこともできなくなります。「洋式トイレは楽だけれど、和式トイレは苦手になった」という声をよく聞きますが、これは、しゃがむのが苦痛になったということです。

欧米式の生活に移行するようになって、カラダの中で一番大きく変化したのは足首（足関節）でしょう。これは深刻な問題になりつつあります。畳がなくなり、椅子の生活になり、洋式トイレが増えたことも影響して、小学生ですら、しゃがめない子が増えているのです。

野球でキャッチャーをさせようとして、しゃがませようとしたら、後ろにひっくり返ってしまった子供がいました。足首が非常に硬くなり、すねの筋肉（前脛骨筋）とふくらはぎの筋肉（下腿三頭筋《かたいさんとうきん》）が疲れやすくなっていたのです。

これは年のせいではありません。深くしゃがむことをしなくなった日本人の生活習慣からくるカラダの硬化なのです。

❗こうすれば

①足首の回転運動で、足首の周囲の筋肉をやわらかくします。

②つま先を上がりやすくするために、ふくらはぎのストレッチングをし、その後ふくらはぎの強化運動をします。

【ふくらはぎの強化運動】

背すじを伸ばして座ります。ヒザを九〇度に曲げ、ゆっくりカカトを上げて下ろします。(二〇回)

③次の「しゃがみ運動」をします。

❖しゃがみ運動

足首の筋肉と関節をやわらかくする運動です。

椅子につかまり、両脚をしっかりつけた状態で、ゆっくりしゃがみます。このとき、カカトを上げずに、ヒザを開かないようにします。そうして、立ったりしゃがんだりを五回ほどくり返します。

足首の筋肉や関節が硬い人の場合は、後ろにひっくり返ることがあります。それを防ぐために、椅子などにつかまっておこなってください。毎日、五回おこなうとよいでしょう。

●足首をやわらかくするしゃがみ運動

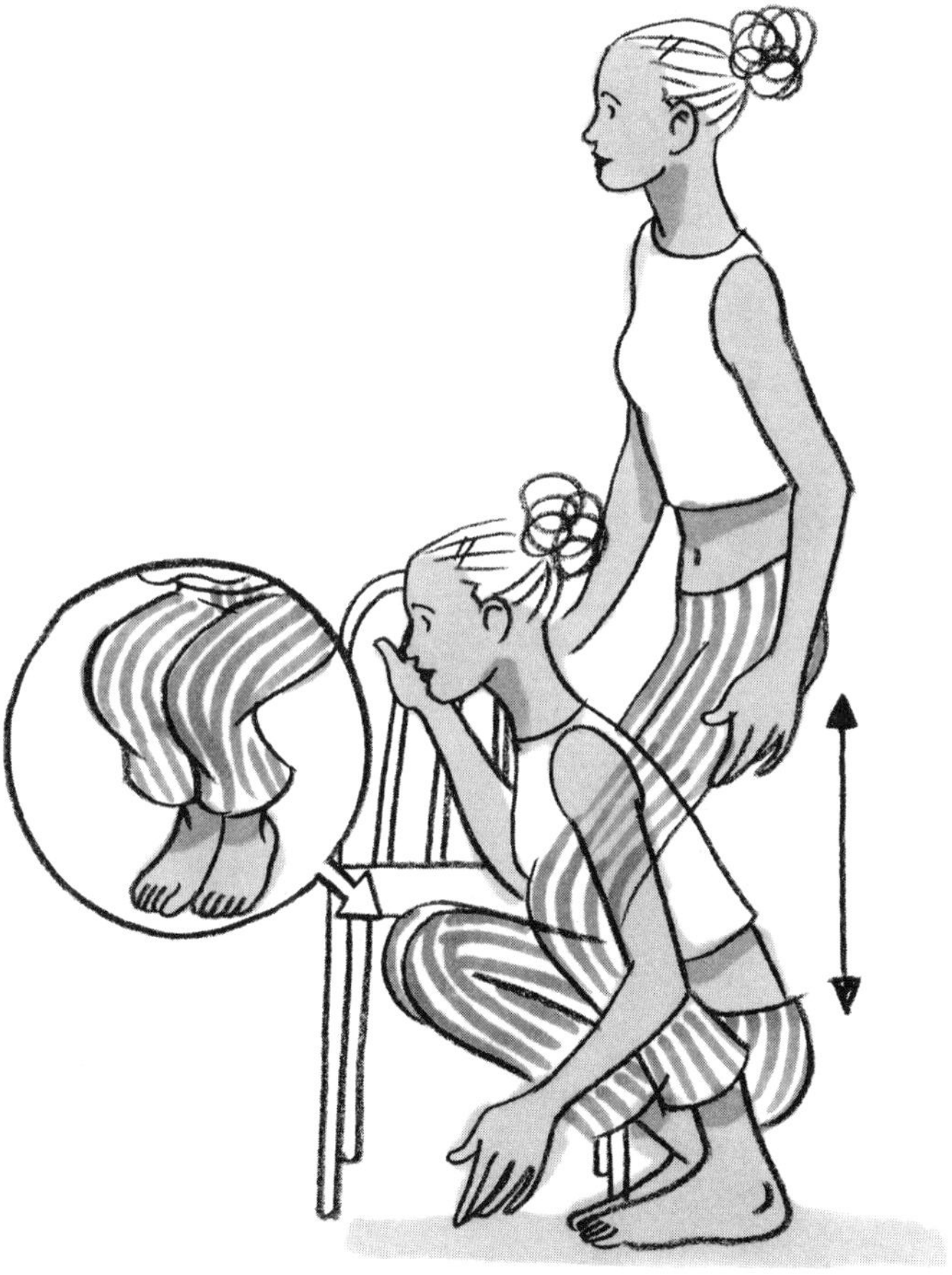

❖足は健康の土台

「アシ」の漢字には「足」と「脚」があります。本書では、足首から下を足、足首から太モモまでを脚と使い分けています。

足は人間の土台です。健康の土台も足です。足の指、足の裏、そして足首が正常な状態でないと、人の健康は、文字どおり足元からくずれます。

足元の要《かなめ》は足関節（足首）です。足関節が自然のままに正常な状態で機能していれば、たいていの故障は防げるといっても過言ではありません。

足の裏は複雑で精密な機能をもっています。この機能を充分生かした歩き方や使い方をしていないと、足そのものはもちろん、足首にもトラブルが生じます。

そして、もし足首がゆがんでいる状態で長いあいだ暮らしていると、カラダ全体にわたって「ゆがみ」や「ねじれ」が出てきます。ヒザ、骨盤（腰の骨）、背骨、頸椎《けいつい》（首の骨）にまで異常が出てくるのです。

たとえば、腰痛の患者さんであっても、脊椎《せきつい》などの状態を診ると同時に、私は必ず足首を診ます。もしそこに異常があれば、正常にもどすべく、いろいろな方法でアプローチしていきます。

腰痛だから、腰の周辺だけを診ればいいというわけではないのです。これまでは、腰痛といえば、腰を温めたり筋肉を伸ばしたり薬を飲んだり、そして腰痛体操をしたりという治療法でした。

しかし、腰痛になるにはそれだけの原因があります。その原因を取り除かなければなりません。実際、腰痛の患者さんの中には、足首になんらかのトラブルを抱えている人が少なくありませんでした。つまり、足首の異常が腰痛の原因になっていたケースが多いのです。

人体はつながっています。何か故障が起きたときは、その場所だけでなくカラダ全体を診る、これが私たちの新しい視点です。

❖トラブルは靴から

足元を守るのは靴です。足のトラブルのもとは、ほとんど靴にあります。足に悪い靴を日常的に使用していると、足ばかりでなく、ヒザ、腰、肩など、全身にトラブルが発生します。

とくに、背骨や骨盤のゆがみには、靴と足が深くかかわっています。靴によるトラブルは、前にもお話しした〝生活動作病〟なのです。

じつはこの靴が、今大きな問題になっています。

足にぴったり合う靴が少ないのです。また、足の裏の機能を充分活用させてくれる靴が少ないのです。

足に合わない靴は、足に、左図のような異常を引き起こす可能性があります。

足の裏が外側か内側に傾斜することがあるのです。すると足首も曲がってしまうことになります。

足の構造上の向き（方向）をアライメントといいますが、私は、足首のアライメントの検査を非常に重視します。足首が外側に曲がるとO脚になります。内側に曲がるとX脚になります。

これを放置しておくと、ヒザをはじめカラダ全体にゆがみが生じ、重大なトラブルを招くことになるので早期に矯正が必要です。

❖ナチュラル・ウォーキング

人のカラダには三六〇以上のツボがあります。そのうちの五〇が、狭い足の裏に集まっ

●足の裏が傾斜しているケース

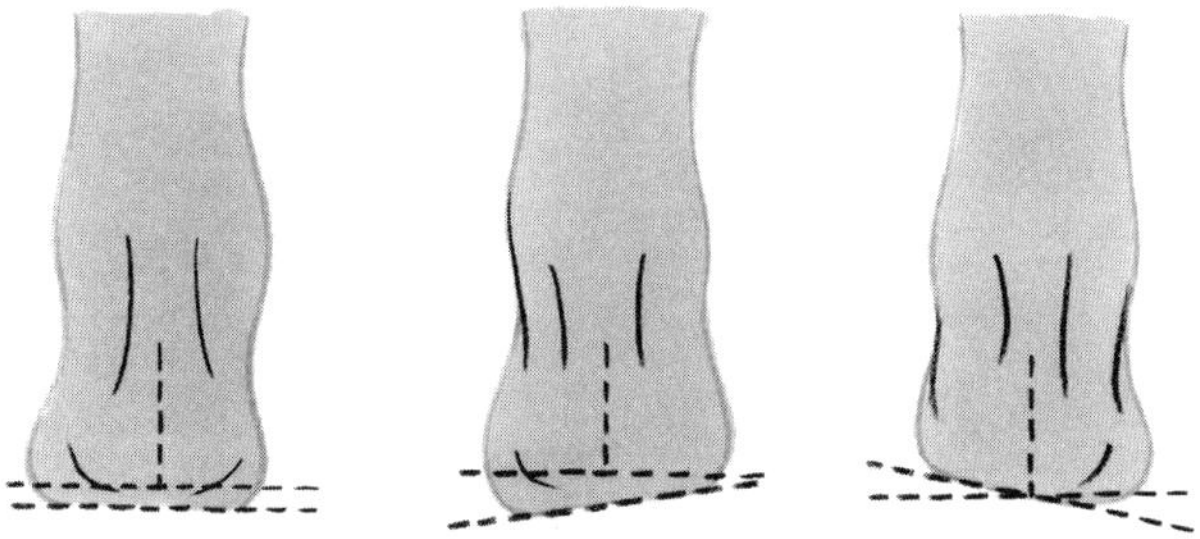

●関節の機能的な軸

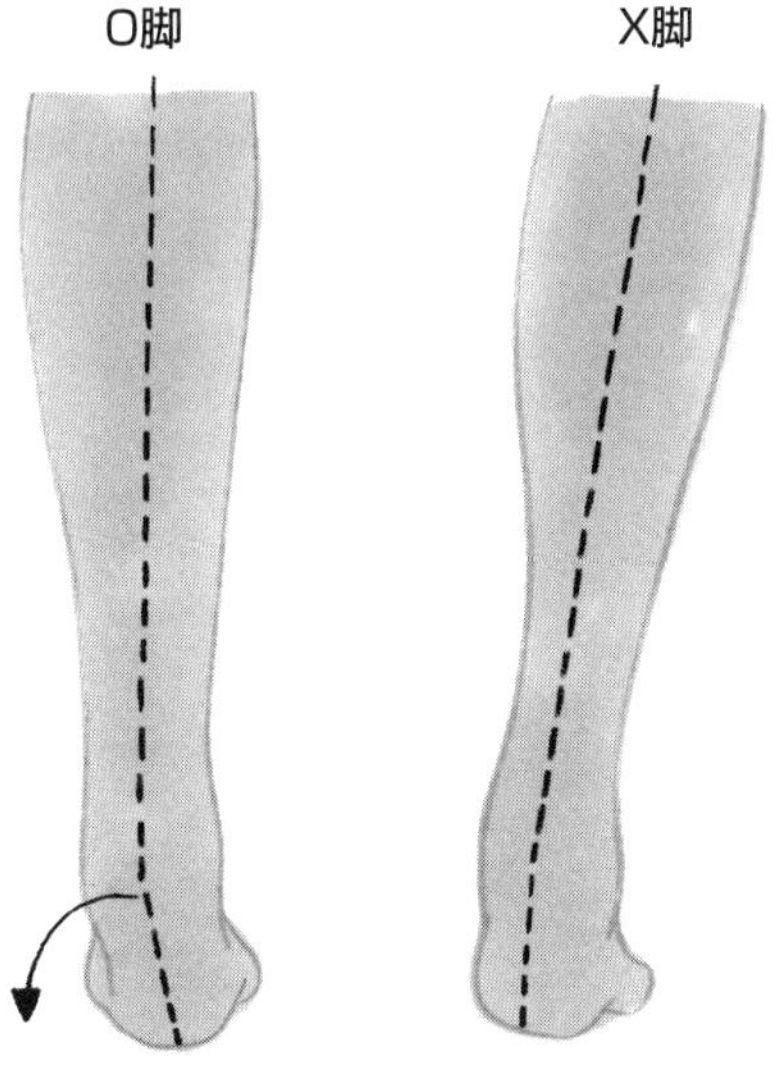

足関節の曲がりと、O脚とX脚

ています。

東洋医学では、足の裏は、体内のエネルギー（気）の経路《けいろ》の出発点としています。歩くことで五〇ものツボを刺激し、内臓や筋肉を活性化することで、健康なカラダがつくられると考えています。

足の裏マッサージがブームになったのも、理由のないことではないのです。しかし、お金も時間もかけずに、日常的に足の裏を刺激する方法があります。

それは「機能的に歩く」ことです。足の裏の機能を充分活用させる歩き方をすれば、マッサージに劣らない効果が得られるのです。

足の裏の機能を活用させる理想的な歩き方とは、人間本来の自然な歩き方のことです。つまり、ヒザを伸ばしてカカトで着地して、重心を前に移動し、親指で蹴るという動作です。誰もが無意識におこなっていたことで、特別に学習するというものではありませんでした。

ところが、多くの人が、この自然な歩き方をしなくなりました。現代の車社会は、人から歩く機会を奪いました。また、せっかくセッセと歩いている人でも、足に合わない靴をはいていたり、コンクリートやアスファルトの上を歩いてばかりいるため、足にダメージを受けてしまいます。

足の裏をもんでもらうことは、たしかに効果的な健康法の一つですが、時と場所とお金が必要になります。日常的にナチュラル・ウォーキングを実践することで疲労を予防しましょう。

●コラム●

学校の上履き

　空き地で遊ぶことができなくなった子供たちは、家の中でパソコンやテレビで遊び、あいまに塾などに通います。

　運動をするのは、体育の授業だけという子が多くなりました。

　しかも、校庭はアスファルトで、子供たちの足を傷めつけている状態です。

　さらに、学校の上履きがあります。これが一番の問題です。ほとんどの上履きには靴紐がありません。

　多くの子が大きめの上履きをはいています。

　これではカカトがやわらかすぎて、クッション性が足りません。

　なかには、カカトをつぶしてスリッパのようにはいている子もいます。

　これではすり足で歩くことになり、理想的な歩き方ができません。

　カラダが育っていく重要な時期に、足にトラブルを抱えている子供が急増しています。

　上履きの改善と、子供たちに対する理想的な歩き方の指導が、早急に必要な現状だと思います。

Q32 足の親指の先が内側に曲がり、付け根が出っ張ってきました。外反母趾《がいはんぼし》になりそうで心配です。予防するにはどうしたらいいでしょう?

外反母趾の原因には、まず靴があげられます。足の指を圧迫するような、足先の細い靴がよくないのです。また、足首の状態も関係します。X脚のように、カカトの骨が内側に傾くような曲がった足首をしていると、親指が圧迫されて外反母趾の原因になります。

外反母趾が進み、変形がひどくなると、関節炎を起こして痛みが出てきます。さらに進むと歩行が困難になり、手術が必要になります。外反母趾は足の問題だけでなく、やがては、ヒザ、腰、背中、首と、カラダ全体のトラブルのもとになります。症状が軽いうちに、早めに対処する必要があります。

こうすれば

足の形に合った靴を選び、しかも足先を圧迫しない靴をはきます。親指を曲げてしまう

●タオルギャザーで足の筋肉を強化

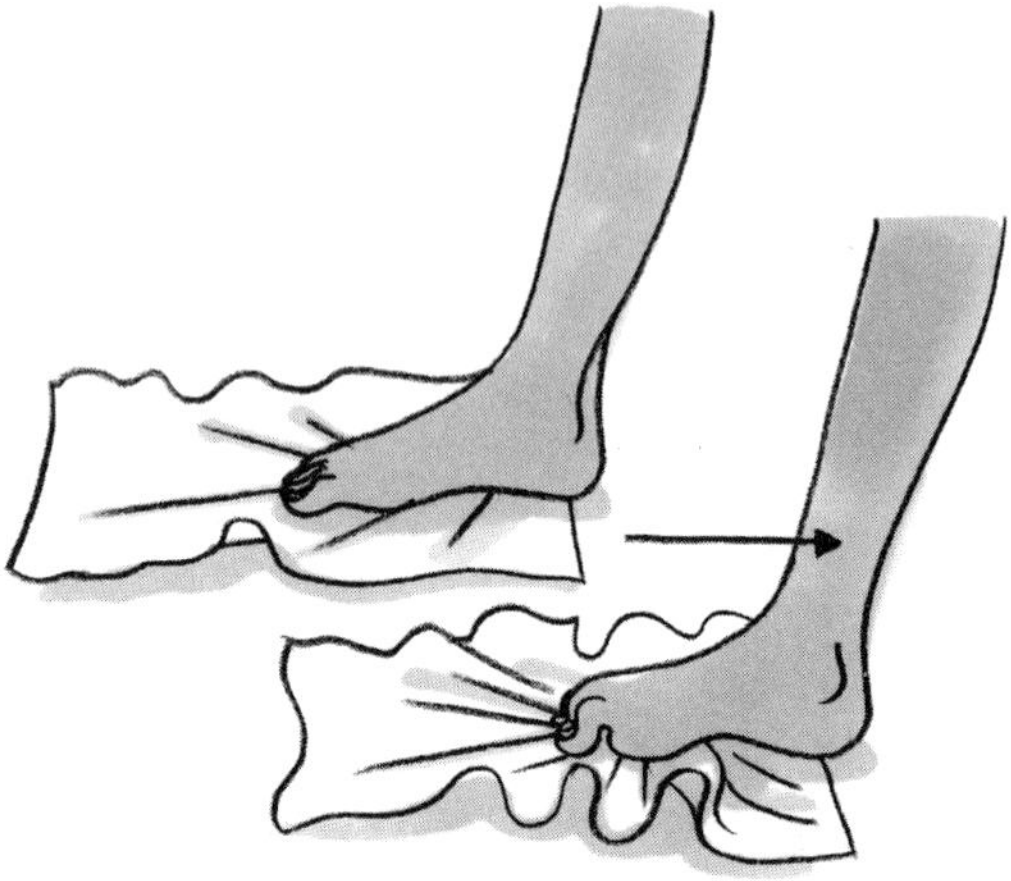

ような靴は禁物です。

X脚の人は、矯正用のインソール（中敷き）を靴の底に敷いて足首の改善をはかります。また、一〇四ページで述べたウォール・エクササイズや、図のタオルギャザーで、足の筋肉を強化します。

左右の脚の長さに差（下肢長差）がある場合も、外反母趾の原因になります。股関節のもどし運動でバランスのとれた脚にしましょう。

❖タオルギャザー

足の指全体でタオルをつかみ、引き寄せる運動です。足底の筋力強化や足の裏の形をととのえる効果があります。

❖女性に多い外反母趾

程度の差こそあれ、女性の六割が悩まされているのが外反母趾です。図のように、親指の付け根から内側に変形する角度が、二〇度以上ですと外反母趾と診断されます。

原因は足の指を圧迫する靴にあります。足に合わない靴をはくからです。女性は、足に合わない靴の典型といえる「ハイヒール」などをはくので、外反母趾になりやすくなります。また女性は、男性と比べて、関節がやわらかく、筋肉や靭帯《じんたい》が弱いことも原因になります。ですから、ハイヒールをはかない子供も、足の指をしめつける靴をはいていると外反母趾になります。

●外反母趾

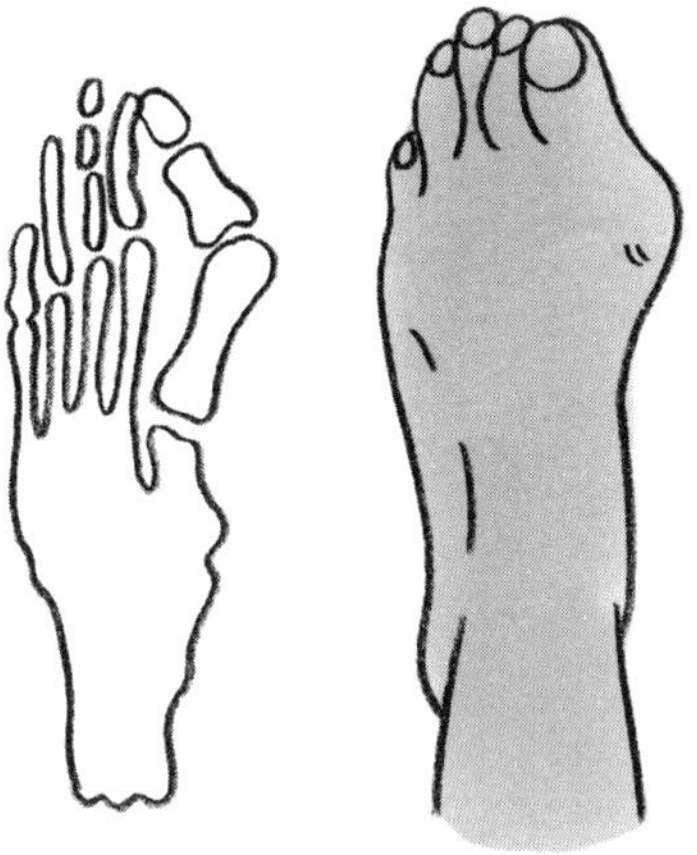

ある調査では、幼稚園児五〇〇名のうち八パーセントの子に、小学校高学年で二五パーセントの子に外反母趾が見られたそうです。女性の外反母趾は四〇代から急増しますが、その下地は子供の頃からつくられているのです。

現在、じつにたくさんの靴が販売されて

いますが、意外と少ないのが靴の種類です。サイズやデザインは豊富ですが、いざ、自分の足にぴったり合う靴を探すとなると、なかなかみつからないのが現状です。

足にぴったりというのは、足の指の形、足の幅、甲の高さ、足の裏からカカトまで、ぴったり合うということです。ぴったり合った靴をはくと、足の機能が充分に働きます。これが全身の健康にとって、きわめて重要なのです。

足の機能とは、歩くとき、ヒザを伸ばしてカカトで着地し、足の指で蹴る動作のことです。素足《すあし》ですと、この動作が自然にできます。しかし、足に合わない靴をはくと、この動作ができなくなり、重大なトラブルが発生するのです。

外反母趾は、その代表的な例です。これはできるだけ早いうちに矯正することが大事です。そのままにしておくと、ヒザの痛み、腰痛、肩こりなど全身に故障を引き起こすことになります。

以前、厚底靴が流行になりました。これをはいた若い女性は、ヒザを曲げて「すり足」で歩いていました。また、つま先が極端に細い靴をはくと、外反母趾になる可能性があります。

ハイヒールをはくと、どうしてもつま先が上がらずカカトから着地できません。ヒザを曲げて、すり足で歩かざるをえなくなるので注意が必要です。

❖疲れを防ぐ靴選びと三つのアーチ

次ページの図のように、人の足の形はおおよそ三種類に分けられます。エジプト型、ギリシャ型、スクエア型の三種類です。

①それぞれの足の形に合った靴を選ぶことが大切です。

②大きすぎる靴は、中で足が「遊ぶ」ので、足の機能が阻害されます。魚の目やタコの原因になります。

③衝撃を吸収するために、カカトのクッション性も必要です。カカトの部分がやわらかすぎない、しっかりしたものを選びます。

④蹴る動作を阻害しない、つま先のやわらかな靴が理想です。

⑤足にフィットさせるために、紐つきの靴が理想です。しっかり紐をしめて歩くことが大切です。

また、次ページの図のように、足の裏には筋肉と靭帯で守られているアーチが三つあります。

●足の裏の三つのアーチ

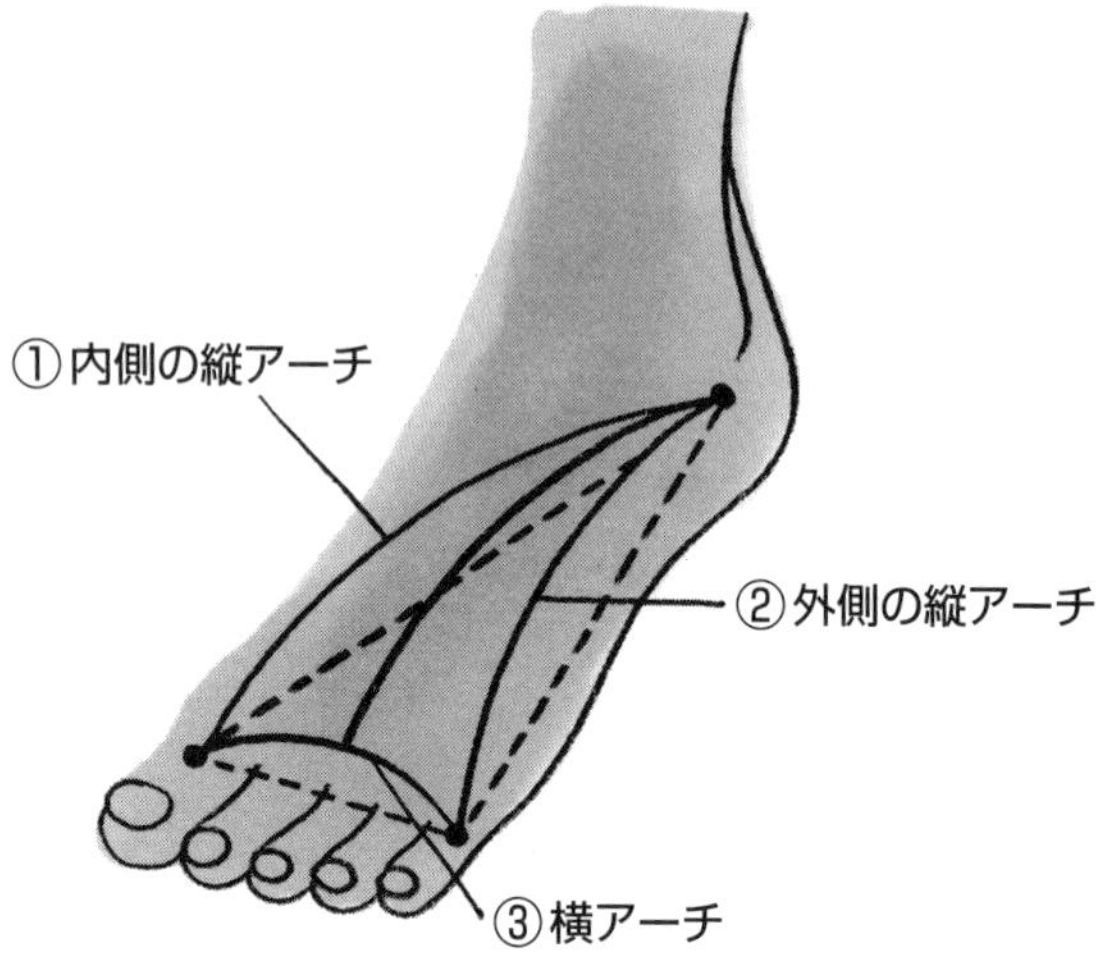

①内側の縦アーチ
②外側の縦アーチ
③横アーチ

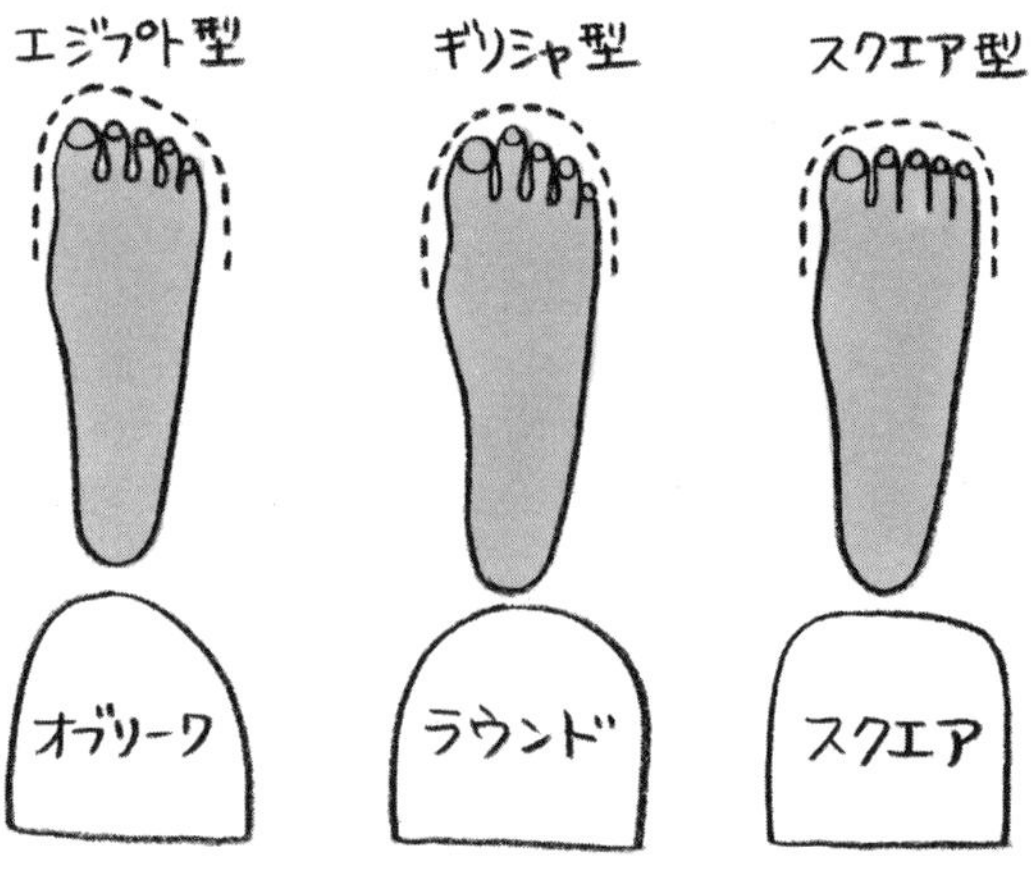

エジプト型
ギリシャ型
スクエア型
オブリーク
ラウンド
スクエア

これらのアーチは、歩くとき足の裏にかかる衝撃《しょうげき》をやわらげる働きをし、同時に、カラダ全体のバランスを保つ働きをします。

また、歩くときは、これらのアーチに体重がかかり、その刺激で足の指が効率よく動くようにできています。足の指を広げたり、曲げたりなど、歩くときに動きやすくする働きもするのです。

ためしに、各アーチの部分を指で押してみてください。③の横アーチを押すと、親指と小指以外の三本の指が動きます。①の縦アーチを押すと、親指が動きます。②の縦アーチを押すと小指が動くのがわかると思います。

ですから、この三つのアーチがしっかりと形成されていることが大切になります。つまり、足の裏の筋肉や靭帯がバランスよく発達している必要があります。

しかし、足に合わない靴をはいたり、すり足で歩くなど、正しくない歩き方をしていると、アーチがくずれます。もちろん、運動不足もその原因になります。

③のアーチがくずれると「開張足《かいちょうそく》」になります。開張足とは、足の指が開いている状態で、扁平足《へんぺいそく》を併発します。慢性の関節リウマチの患者さんに見られる足の形です。

また、①と②のアーチがくずれても扁平足になります。扁平足や外反母趾の状態を続けていると、足と足首、ヒザと腰などに疲れや痛みをもたらすことがあります。

❖インソール（中敷き）で矯正する

インソールとは、靴の中に敷いて足の裏を支える役割をする中敷きのことです。足底板ともいいます。

左図のようにこの板にゴムなどのパッドを貼り付けて凹凸をつくります。

患者さんの足の裏の状態に合わせて、パッドの位置や高さを調整していきます。たとえば、①の縦アーチがくずれている扁平足の人には、①のアーチの部分にパッドを貼り、歩くときそこに圧力がかかるようにします。

そうして足の裏の筋肉を刺激することによって活動を起こさせ、アーチを形づくるようにするわけです。外反母趾の例をあげますと、このインソールを使用しただけで、一年後にはほぼもとの状態にもどったケースがあります。

病院によってはインソールをつくってくれるところもあります。あるいは、靴屋さんと提携して、そこでつくってもらうよう紹介する病院もあります。

さらに、患者さん自身がつくれるように、インソールのセットを販売している靴屋さん

●足をインソールで矯正する方法

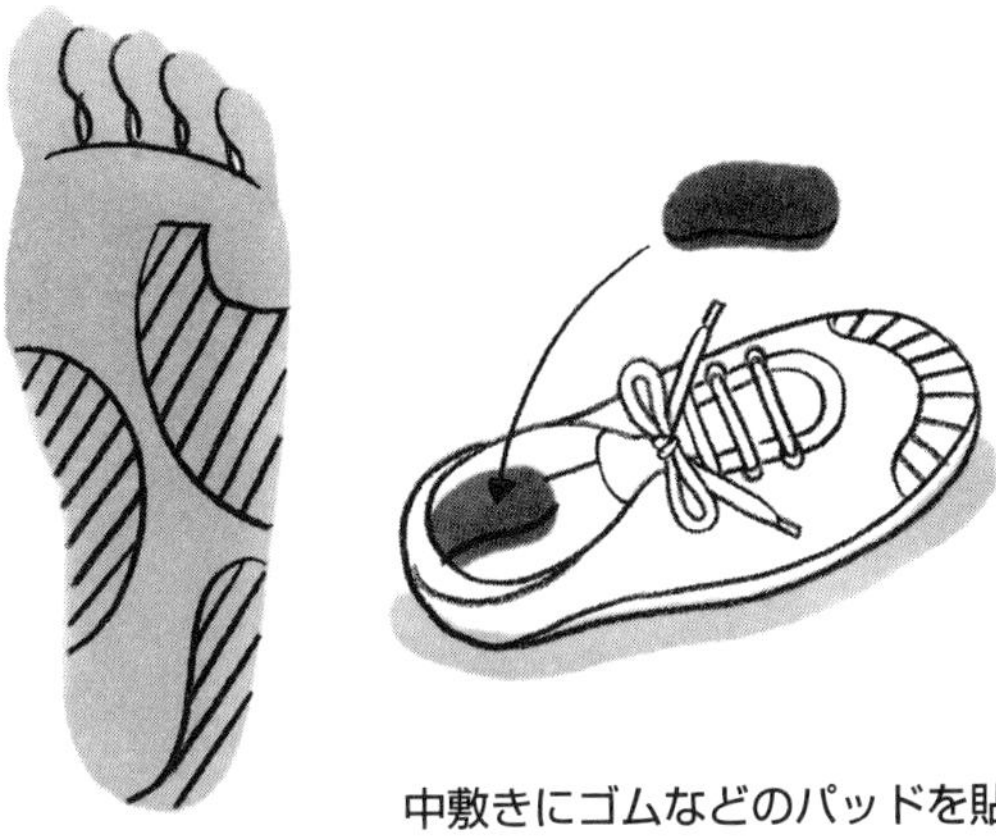
中敷きにゴムなどのパッドを貼り付ける

もあります。また、お客さんの足に合った靴をていねいに選んでくれるシューフィッターという専門家がいる靴屋さんもあります。せっかくインソールを使用していても、足に合わない靴をはいていては効果がありません。

私たちは、靴の選び方も指導していて、靴の紐をその人の足の形に合わせ、機能的に結ぶアドバイスもしています。実際、靴の紐をしっかり結ぶようにしただけで、故障がずいぶん改善されたケースもあります。登山をしている人に聞くとよくわかります。長時間山道を歩く人は、靴紐をしっかりと結びます。足に靴をぴったり密着させて歩けば疲れにくいのです。

Q33 少し歩いただけで脚が疲れ、ふくらはぎが重くなり、だるくなります。どうしたらいいでしょう？

足の裏を見てください。土踏まずの部分が深くえぐれていて、外側の皮ふが硬くなっているとハイアーチの可能性があります。

このハイアーチというのは、足の裏がぺったんこになる扁平足とは逆の状態になっているもので、これが脚の疲れやだるさの原因になることがあります。

ハイアーチになると、足の裏全体の筋肉が緊張し硬くなりやすく、歩いたときの衝撃がふくらはぎや脚全体に直接伝わるために、疲れやすくなるのです。

また、歩くときは体重移動をしますが、正常な足のアーチの場合は足の裏全体をうまく使って歩くことができるので、必要最小限の力で歩くことができます。ところが、ハイアーチの場合には足の裏の外側へ体重がかかるために、バランスが悪くタコもできやすくなります。

足の裏の形には、個人差があり先天的なものもあれば、歩き方によっても変わってきます。

こうすれば

足の裏の筋肉をやわらかくする必要があります。足の指全体を手でつつんで、引いて、アキレス腱を伸ばすようにストレッチングをしましょう。（一五秒×二セット）

また、クッション性の高い靴をはいたり、インソールを靴底に入れて改善をはかるのもいいでしょう。

マッサージも血流をアップして疲労回復には効果があります。

◉脚の疲れを「すぐにとる」マッサージ法

①ふくらはぎの筋肉を下からつかむように圧迫してほぐしてゆきます。少し強めに、ふくらはぎの筋肉を下から五分割して五回おこないます。

②次に、太モモの筋肉も同じように下から上へ、圧迫しながらほぐしてゆきます。（少し強めに五分割を五回）

Q 34
靴がよくすり減ります。歩き方が悪いのでしょうか?

靴の底がよくすり減るのは、すり足で歩いているからだと思います。最近は、すり足で歩く人が増えています。私も学生の頃は上履きのカカトをつぶして歩いていましたが、これもすり足歩行で、とても脚の疲れを招く歩き方です。

すり足はクセになりがちです。ふだんからサンダルのような履物《はきもの》をはいている人は、いついすり足になる傾向があります。サイズが大きすぎる靴をはいている人も、すり足になりがちです。

つまり、カカトから着地して、足の指で蹴るという「理想的な歩き方」ができないような履物は、脚を疲れさせるということです。靴底がすり減るだけなら大きな問題になりませんが、じつはすり足は、カラダにトラブルを招く要因にもなるので注意が必要です。

人は疲れてくると、自分のカラダを正しい重心ラインに維持することができなくなり、歩く姿勢にも影響をもたらします。つまり、カラダが地面に近づいていく、前のめりの姿勢になるのです。

前のめりになって背中が丸まると、ヒザや腰に負担がかかり、故障につながります。前のめりに歩くと、バランスをとるためにお尻をつきだして、ヒザは深く曲がった状態をとります。いわゆる「ヒザ歩き」というもので、そのために腰やヒザには強いストレスがかかることになるのです。

私のところの患者さんでも、足首やスネの横の筋肉（前脛骨筋）や、ふくらはぎの筋肉（下腿三頭筋）が硬い人がじつに多いのです。生活習慣の変化から、畳での生活が消え、洋式のトイレが普及して、日頃から足首を曲げたり伸ばしたりする機会がなくなってしまった結果が、歩き方にまで影響をおよぼしてしまったのです。

こうすれば

①足首のもどし運動と骨盤のもどし運動で、自然な歩き方をとりもどしましょう。

②「理想的な歩き方」ができるように、足にぴったり合った靴を選び、靴紐はしっかり結びましょう。

③下肢長差（左右の脚の長さの違い）がある人は、左右の靴の減り方に差が出ます。靴底をチェックしながら、股関節のもどし運動で脚のバランスをととのえましょう。

❖疲労防止は動作の改善から

もう一つ、足首と同じように大切にしたいのが日常の「動作」です。私が重視しているケアの一つには「動作の改善」もあります。日常の疲労を防止するためには、日常の動作の改善も必要なのです。

人は誰でも、無駄な動き、ロスのある動きをしているもので、無意識のうちにその動きが習慣になっています。いわゆるカラダのクセです。この意味でも、カラダの不調や故障は一種の〝生活動作病〟といえるのです。

この悪い習慣を改善することで、疲労を防ぎ、関節や筋肉にストレスがかからないようにして障害を防ぐ必要があります。

しかし、疲れを招く動作や、痛みを招く動作というものは、生活習慣になっているだけに、なかなか簡単には改善できません。指導を受けたその場ではできても、またすぐ、それまでのクセのある動きにもどってしまいます。

いくらイメージどおりにカラダを動かそうとしても、悪い習慣がついた筋肉や関節は思いどおりには動きません。ですから、ここでももどし運動が必要になります。もどし運動には、筋肉や関節を正しい方向へ動かすという効果があります。カラダを本来の自然な状態にもどし、「カラダを正しく使う」ことが大切です。

歩く、走る、座る、立つ、寝る、もつ、押す、引く、歯で食べ物をかむ……。いずれもカラダの健康に、密接なつながりのある動作です。これらの動作を正しくおこないましょう。

たとえば手首の使い方があります。手首の関節は反《そ》らして（背屈）使うと負担がかかり、関節炎を起こしやすくなります。日常動作でいうと、物を押す動作（ドアを押すなど）や、横にゴロンと寝て、手枕をする動作です。

手首の付け根付近に力が入ると、手が反り返ってしまい手首を痛めます。手のひら中央よりやや下の部分で押したり、支えたりするようにしたほうがいいのです。

この部分は腕からの力が伝達されやすく、手首を反らす角度が少なくてすみます。ほんのちょっとしたことで、無理なく力が出せて手首の関節も守られることになります。

これはスポーツでもあてはまります。野球でボールを投げるときやゴルフのスイングをするときに、手首の力を使ってしまうと必ず傷めてしまいます。

手の関節は、腕から伸びたライン（正確には肩甲骨から伸びたライン）とまっすぐにつながったときにこそ、はじめて正しい力が伝達されるのです。自分のカラダを正しく使うことを覚えれば、最小限の力を使うだけで、無理のないスムーズな動きができるということです。

このように、カラダの各関節の正しい使い方を知ることはとても重要です。なぜなら、私たちがいくらケアしても、日常生活においてカラダを正しく使ってもらわないと痛みや疲労などがくり返し発生することになるからです。

私は患者さんやスポーツ選手のさまざまな症状を根本的に改善していくよう、日々、努力と研究を重ねていくことを理念にしています。それは、痛みやトラブルに対処するだけの対処療法では限界があり、根治《こんち》に結びつかないと思っているからです。

動作の改善の前にもどし運動の指導をしているのも、習慣になっている悪い動作を根本から改善するためなのです。

患者さんの例④

歩くとヒザが痛い　（三〇代女性）

三〇代の女性で、歩くとヒザが痛むという患者さんがいました。レントゲンでは異常なしでした。ヒザのケアをして、いったんは痛みがなくなりましたが、すぐまた痛みが再発しました。

これは日常の生活の動作に原因があるのではないかと思い、歩き方を見せてもらいました。すると、彼女の歩き方は典型的なヒザ歩きになっていました。

前へ出した足が着地して重心が移動していく過程で、ヒザは一度まっすぐに伸びるものなのですが、それができていなかったのです。その結果、ヒザの関節につねに負担がかかった状態になり、痛みがとれないのだとわかりました。

また、ヒザがつま先とは違う方向を向いて歩いていたのも関係していたと思います。とくに女性の場合は、スカートをはいているのでヒザが内側へ向いてしまう人が多いのです。

さらに、足関節も硬いため、すり足歩行になっていて、ヒザから下の筋肉が硬くなっていました。

この女性には「足首回転運動」を指導しました。また、歩くときはボールをつま先で蹴るようにしてから、つまり、足の指を上げてから、前に進むように意識してもらいました。

その結果、ヒザが徐々に伸びてきて、歩幅が広くなり、足首もやわらかくなるにつれて、歩くスピードもアップしてきました。そして、ヒザの痛みが解消しました。

このように、歩くという日常の動作を少し改善するだけで、痛みや疲労がなくなる場合があります。

ただし、「ボールをつま先で蹴るように」してヒザを伸ばすという歩き方は、注意も必要です。このケースは、あくまでヒザがまっすぐに伸びない（伸展制限）状態の場合に限ります。

逆に、反張膝《はんちょうしつ》といって、ヒザが伸びすぎて少し反《そ》ってしまっている人には逆効果となります。人それぞれでカラダの事情は異なるので、ある人にとってはよい結果が得られても、逆の場合もありますから注意してください。

患者さんの例⑤

ゴルフで手のしびれ（四〇代男性）

四〇代の男性で、手にしびれの症状が出た患者さんがいました。

会社のコンペにむけ、連日、ゴルフ練習場で打ち込みをしていたところ、まず、ヒジや前腕にかけて痛みが出たそうです。そして、がまんして打ち込んでいたら、指先にしびれを感じるようになったというのです。

ゴルフの場合、問題になるのはウォーミングアップの不足です。カラダが温まっていないうちに、いきなりフルスイングをする人を多く見受けますが、これがよくありません。

この患者さんも、あまりウォーミングアップをしないで打っていたようです。ヒジの関節を調べると、筋肉と靭帯がゆるんでいたため、ヒジが反《そ》り気味になっていました。リスト（手首）も同様にゆるんでいたのです。関節をしっかり支えるだけの筋肉がなかったため、直接ヒジに負担がかかったようです。

また、カラダ全体を使ってスイングをせず、手先だけで打っていたことも関係していたようです。ゴルフの練習場は、硬い人工芝のマットでできているため、カラダに衝撃が伝わりやすく、手首やヒジの関節にかかる負担が大きいのです。

この男性には、

①カラダ全体を使ってスイングすること

②リストとヒジの周辺の筋肉を強化すること

③左右のゆがみができやすい肩甲骨周辺の筋肉を、もどし運動で改善することを指導しました。

その結果、しびれがとれて、ヒジの痛みも解消しました。ただし、また手打ちのスイングをすると再発するので、正しいフォームを身につけるまではフルスイングをしないようアドバイスしました。

Q35 最近、街で「足裏マッサージ」をよく見かけますが、手をマッサージしても効果はありますか？

昔から、手は健康のバロメーターといわれています。症状に合わせて、次のツボを指圧すると効果があります。

こうすれば

かんたん手のツボ療法

①肩こり・高血圧――手の甲側から、次ページのポイントを押します。はじめはやんわりと、しだいに強く押します。

②頭痛――手のひら側から、手首中央と、中指第一関節を、やや強めに指圧します。偏頭痛のときは、手の甲側から、図のポイントを指圧します。

●手のツボ療法

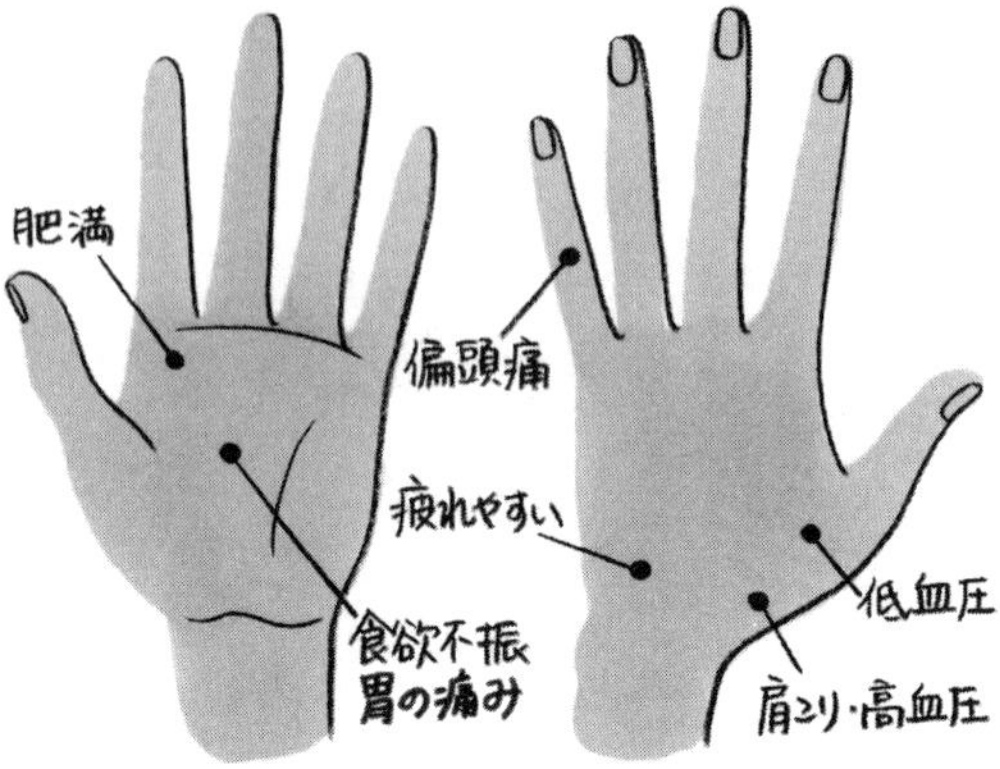

手のひら側と手の甲側

③**低血圧**——手の甲側から、図のポイントを押します。

④**肥満**——手のひら側から、人差し指の下三センチほどのところを、強めに指圧します。

⑤**食欲不振**——手のひらの中央を、軽くなでるような感じでさすります。

⑥**胃の痛み**——手のひらの全体をやや強めに指圧します。

⑦**疲れやすい**——手を思いきり広げ、図のポイントを押します。

第5章

スポーツとストレッチングで、疲れないカラダをつくる

Q36 水泳はカラダによいからとすすめられたので始めましたが、首や腰が痛くなりました。どうしてでしょう?

水泳は関節に負担の少ない全身運動として、医療機関からも積極的にすすめられています。ただし、平泳ぎやバタフライはカラダを「反《そ》る」動作になるため、関節や椎間板《ついかんばん》に負担がかかり腰痛を招きやすいので注意が必要です。

また、平泳ぎで顔を上げたまま泳いでいると、首の筋肉や関節に負担がかかります。なるべく顔をつけて泳ぎ、息つぎをするときだけ顔を上げるようにしましょう。

クロールはバランスのとれた泳法ですが、同じ方向ばかりに顔を上げて息つぎをしていると、カラダにゆがみが生じます。また、クロールは肩も痛めやすいので、やはり息つぎは左右交互におこなうことが理想的です。

❗こうすれば

なるべくいろいろな泳法で泳ぐようにしましょう。

クロールの場合、カラダのバランスを保つために、左右交互に息つぎをするよう指導するところも出てきました。しかし、毎回左右交互では、カラダのひねりがたいへんです。右で三回したら、左で三回するという感じでおこなうと楽に泳げると思います。

前の章で現代人は足首が硬いと述べましたが、水泳は足首をやわらかくするには最高の運動です。泳げない人でもビート板を使ったり、プールサイドに座ってバタ足をするだけでも、充分に足首をやわらかくすることができます。

Q 37 ウォーキングをしています。だんだん歩幅も大きくなり、速く歩けるようになりましたが、肩がこり、手がむくむようになりました。どうしてでしょう？

私は、ウォーキングでは腕の振り方を重視します。

最近の歩き方の指導書などでは、腕を大きく振ることをアドバイスしていますが、私は少し異論があります。

まず、手がむくむ原因になります。腕を大きく振ると、末端のほう（手や指）に血液が集まるので、どうしてもむくみがちになるのです。

とくに、大きく振っていると反動でヒジが大きく曲がってしまいます。指先が顔のほうに上がってきます。

そうなると振り子現象で、ますます指先に血液が集まりやすくなります。このようにして、手がむくむ人は意外と多いのです。

そこで、それではいけないということで、最近は、ヒジを直角に曲げて歩いたほうがいいという指導も出てきました。しかし、街中でそういう姿勢で歩くことにはほとんどの人が抵抗を感じるでしょう。

それに、ヒジを曲げて大きく振るためには、ある程度ヒジと肩のポジションを高く保たなければなりません。

すると、首の根元にある僧帽筋《そうぼうきん》という筋肉が働き、首や肩の筋肉が緊張しやすくなり、肩こりの原因になることがあります。

腕を振れば肩こりの防止にもなるとよくいわれていますが、逆に肩こりを引き起こす場合があるので注意が必要です。

こうすれば

肩甲骨ウォーキングをおすすめします。

歩くときは、腕そのものを振るのではなく、肩甲骨を使って前にもっていくという意識で動かしてみてください。つまり、肩甲骨から腕がはじまっているというイメージで腕を伸ばします。

そうすれば、ヒジが曲がる角度もわずかですみますから、指先に血液が集まるという現象はかなり抑えることができます。

肩甲骨を意識して動かすと、肩や背中の筋肉と関節がやわらかくなり、血液の流れもよくなり、ウォーキングの効果が一段とアップすることになります。

Q38 運動をすると、カラダが硬くなるって、ほんとうですか？　また、ストレッチングは、カラダの疲れをとる効果があるのでしょうか？

筋肉が縮んでいるとき、無理に伸ばすと、硬くなります。つまり、無理な運動などで、筋肉が収縮している状態で伸ばされるときは、筋繊維《きんせんい》のダメージが大きく硬化しやすくなります。

たとえば、力こぶをつくるとき、腕に力をいれてグッと曲げますが、そのときの腕の筋肉（上腕二頭筋《じょうわんにとうきん》）は収縮しています。そして力をいれたまま、今度は腕を伸ばします。そのときの筋肉が「収縮しているのに伸ばされる」状態です。とくに伸ばされる角度が大きいほど、よけいに硬化します。実際にやってみてください。かなりのダメージを受けることがわかると思います。

ストレッチングとは、関節の動きをよくする運動で、筋肉の疲労や痛み、障害の防止にも効果があります。関節の動きがよくなると筋肉が無理なく伸びて、筋肉痛の予防にもなるわけです。

ストレッチングには、静的なものと動的なものの二種類があります。静的なものは、一定時間あるポジションを保っておこなうものです。それに対し動的なものは、「はずみ」をつけておこなうものです。

こうすれば

基本的には、はずみをつける運動は避けたほうがいいと思います。はずみをつけて無理矢理に伸ばすと、筋肉が防衛反応を起こして、その結果、逆に筋肉が縮み、カラダが硬くなってしまうのです。

ストレッチングをおこなうときは、無理に押したり、痛みをがまんして伸ばさないようにしましょう。無理に伸ばしたときの痛みと、正しく伸ばしたときに感じる心地よさとの違いをよく理解することが大切です。

患者さんの例⑥

首の痛みと腰痛のプロゴルファー（三〇代男性）

筋肉の硬化から首の痛みと腰痛が出た、プロゴルファーの三〇代男性のケースです。ゴルフのスイングのフォームを改造しはじめた頃から、首の痛みと、腰から脚にかけての痛みがあらわれました。スイングを完成させるために、「球数を多く打ち込んだ」結果、症状が悪化して来院しました。

ひとまず、日常生活の中で痛みを感じることがなくなるまで、ゴルフスイングを中止してもらいました。そして、週二回、カラダのバランスをととのえる運動やストレッチングやトレーニングをおこないました。

まず、骨盤のもどし運動にＡＫＡ治療を組み合わせて、骨盤から体幹部（上半身）までのねじれを解消しました。

さらに、肩甲骨のもどし運動とインナー・マッスルのトレーニングで、肩甲骨周辺のアンバランスも改善しました。インナー・マッスルとは、肩回旋筋腱板《かいせんきんけんばん》をとり

●インナー・マッスルと肩回旋筋腱板

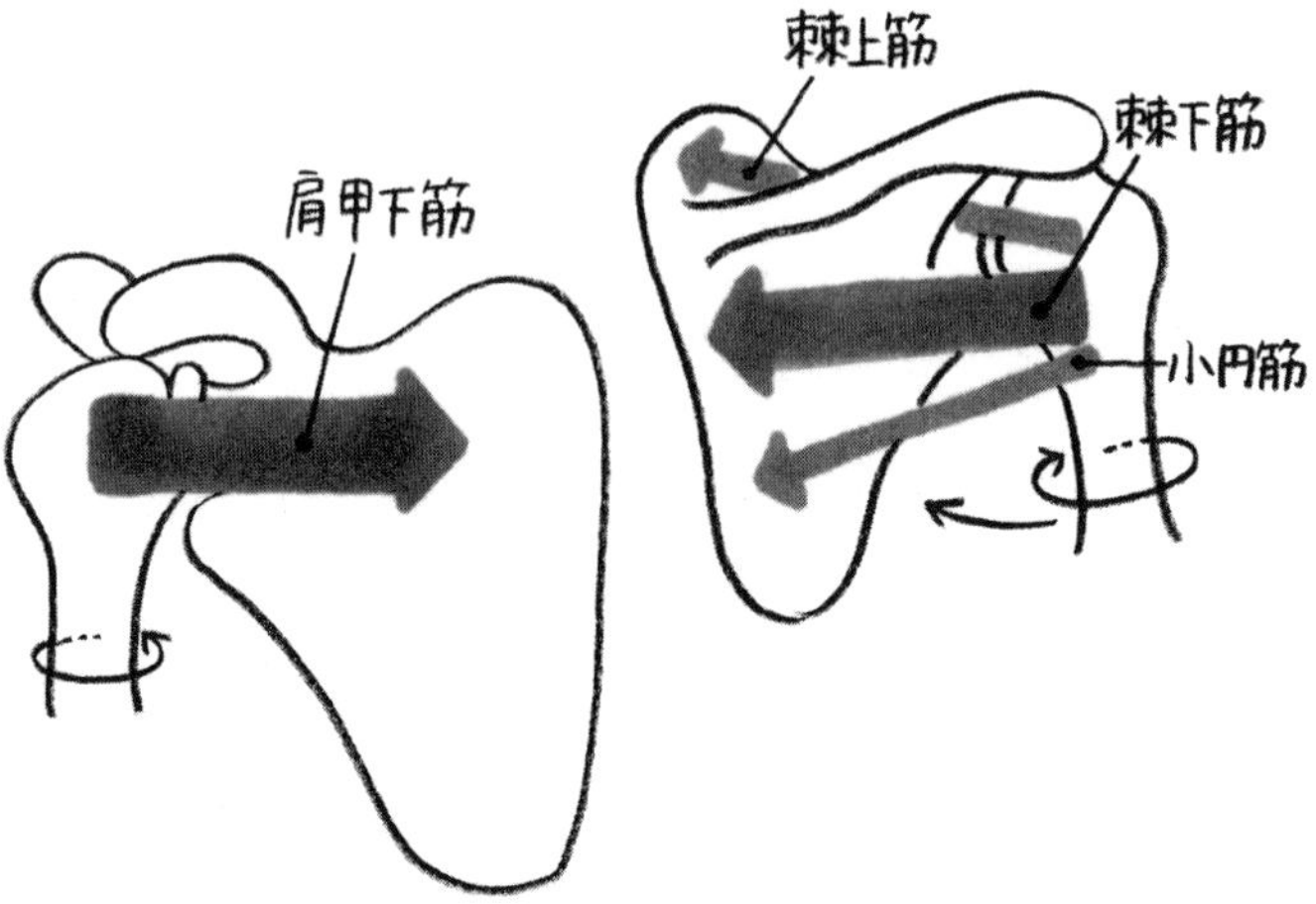

まいている筋肉を代表とした、カラダの内側部にある筋肉のことです。従来のトレーニングでは鍛えにくい筋肉です。

また、彼のゴルフスイングのフォームをチェックしてみますと、ティーバックのときグリップのトップの位置が高いことがわかりました。

飛距離を出すためにグリップの位置を高く上げすぎると、首に負担がかかり痛めてしまいます。位置を低くするようアドバイスしましたが、彼の場合は、位置を下げても飛距離は変わりませんでした。

右利きのゴルファーの場合は、カラダの左半身の筋肉が硬くなりがちです。左の腰（左仙腸《せんちょう》関節部）などにトラブルが

●右スイング時の仙腸関節にかかるストレス

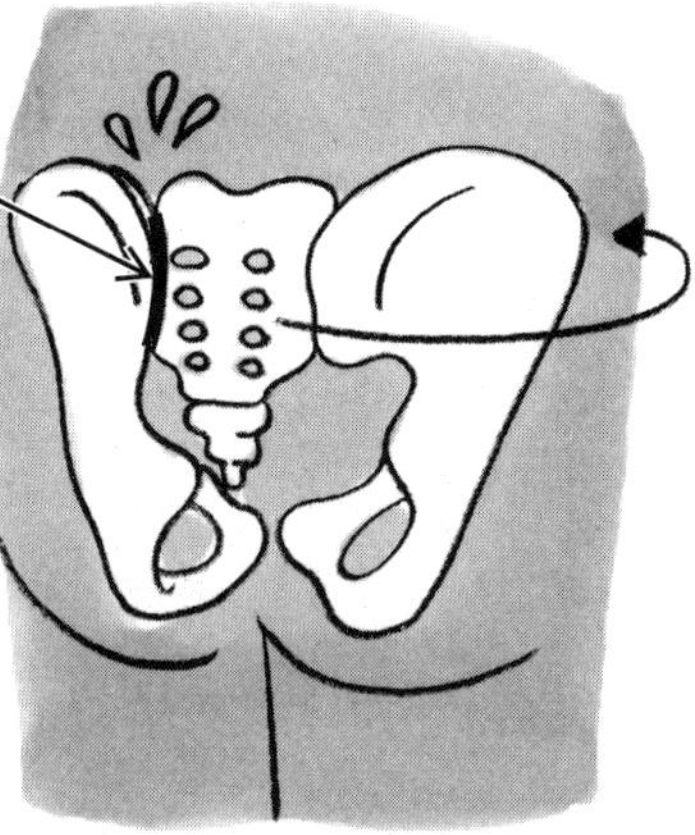

起きやすく、炎症も起きやすくなるのです。これは、スイングの瞬間に左半身にブレーキをかけるためです。

いわゆる「左のカベ」と呼ばれているものですが、彼はこのカベを意識しすぎたためか、左半身の筋肉の硬化を招いていました。

また、肩、ヒジ、腰、ヒザなどの関節まで硬くなっていたので、インパクトの後はカラダの緊張をとくようにアドバイスしました。そうして、通院四週目から、スイングを再開しましたが、その後、症状の再発は起こっていません。

ゴルフスイングをした後は、もどし運動もしておきましょう。反対方向へのスイングを一〇回から一五回ほど、ゆっくり大きくおこなって、カラダのねじれをもどすようにします。

❖肩のもどし運動――肩まわりの強化

①外旋《がいせん》運動（アウトワード・ローテーション）

ヒジを九〇度に曲げて手を外に開きます。一方の手で抵抗を加えながら開きます。腕で動かすのではなく、肩甲骨の筋肉を使います。（左右二〇回ずつ×二セット）

②内旋《ないせん》運動（インワード・ローテーション）

ヒジを九〇度に曲げて手を胸のほうにもってきます。一方の手で抵抗を加えながら開きます。腕で動かすのではなく、肩甲骨の筋肉を使います。（左右二〇回ずつ×一セット、七七ページのタオル体操の抵抗運動を参照）

③肩の屈曲運動（ダイアゴナル・ショルダー・リフト）

両腕を前に伸ばした位置から、斜め上、四五度方向に伸ばします。一方の手で抵抗を加えながらおこないます。腕で動かすのではなく、肩甲骨の筋肉を使います。（左右二〇回ずつ×一セット）

Q39 腹筋運動をしていたら、腰が痛くなりました。床に両肩をつけてはいけないといわれましたが、なぜいけないのですか?

仰向《あおむ》けになったとき、両肩が床につくということは、背中を伸ばしたまま起き上がる運動をしていることになります。

この運動は、腹直筋《ふくちょくきん》の上部の強化のためにおこなわれますが、これもじつは、腰を痛めてしまう可能性があります。

背中を伸ばしたままの腹筋運動は、脊柱《せきちゅう》や腰の仙骨《せんこつ》部に大きな負担がかかるので、腰を痛めてしまうのです。

こうすれば

よく腹筋運動をしているつもりが、股関節を曲げる筋肉（腸腰筋《ちょうようきん》など）の運動になってしまっているケースがあります。

●間違った腹筋運動

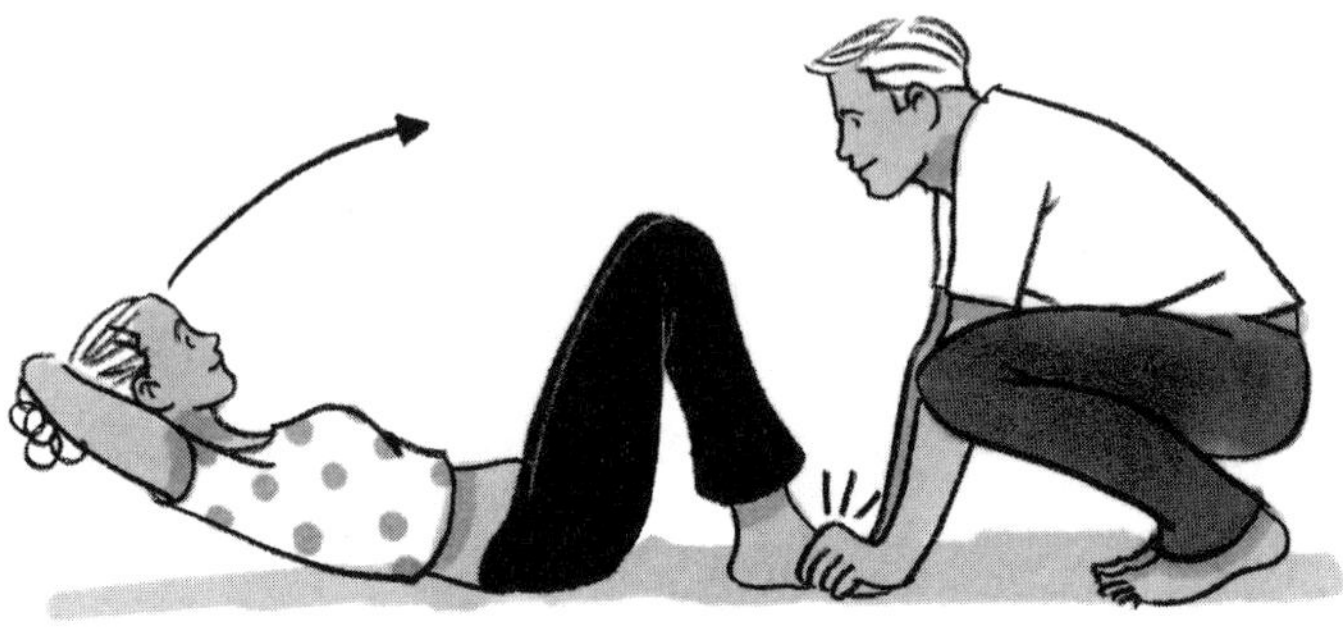

これはカラダを丸めていない起き方

純粋に腹筋だけを鍛える場合は、カラダを丸めながらおこなうことが大切です。

腹筋運動の正しいやり方は、二一五ページを参照してください。

Q40 足首を押さえてもらい、上体をそらす背筋運動をしていたら、首が痛くなりました。やり方が違うのでしょうか？

次ページのA図のようにうつ伏せになり、脚を固定させて、上体をそらす背筋運動は、背筋の強化のためにおこなわれているようです。しかしこれは、首と腰を悪くする可能性があります。脚を固定すると、腰椎《ようつい》（腰の骨）部に圧迫がかかってしまうからです。

また、上体を上げようとして首を後ろにそってしまうと、頸椎《けいつい》（首の骨）部にも圧力がかかって、硬くなってしまいます。

B図の、両脚と両手を同時に上げる背筋運動も、カラダに負担をかけすぎになります。

こうすれば

背筋運動の正しいやり方は、二七〜二八ページを参照してください。

●間違った背筋運動

A

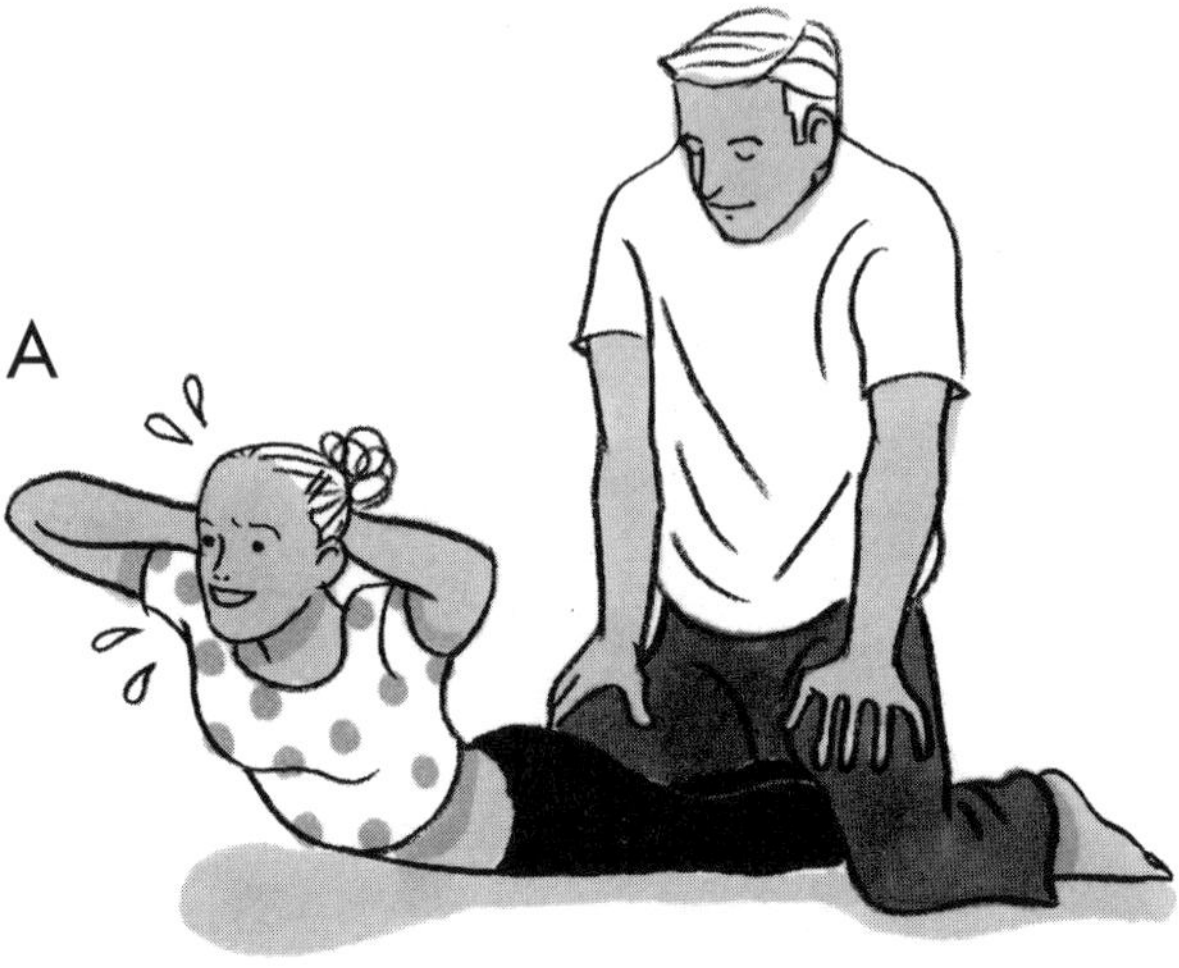

脚を固定させた背筋運動

B

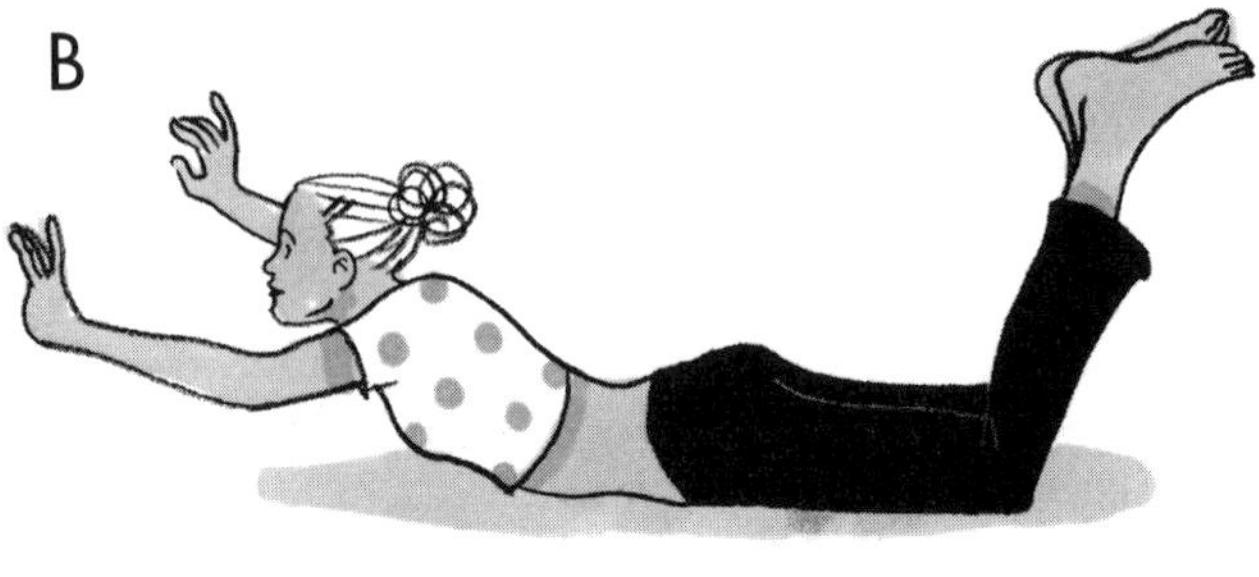

両脚と両手を同時に上げた背筋運動

Q41 腕立て伏せをやりすぎると、腰や手首を傷めるというのはほんとうですか？

おなじみの腕立て伏せは、基礎体力運動として幅広い年齢層でおこなわれてきました。

しかし、腕や肩の筋力が不充分な状態でおこなうと、肩甲骨周辺に負担がかかり、肩の関節を安定させることができなくなります。そうなると肩こりが起こりやすくなります。

また、筋力のない人は、腕を伸ばしたときにお腹が下に落ちてしまいます。すると、腰部の椎間板《ついかんばん》にストレスが加わって腹筋も背筋も硬化し、腰痛の原因にもなります。

たとえば、男性より筋力が弱い女性の場合で、いきなり腕立て伏せをしたために肩を痛めたり、腰痛を起こしたケースがあります。

床につける両手のひらの向きも大切です。少しハの字型に、手首をやや内側に向けるようにすれば手首への負担が少なくなります。

●間違った腕立て伏せ

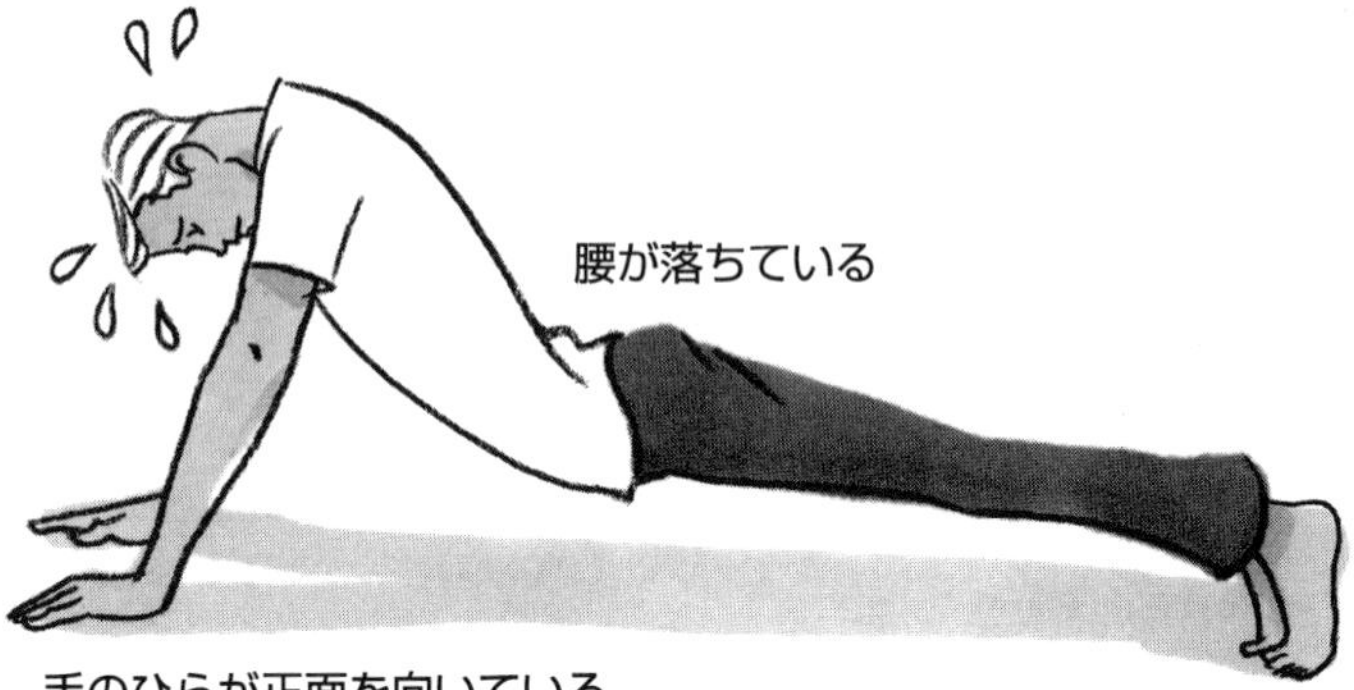
手のひらが正面を向いている

こうすれば

壁に向かって立って、あるいはヒザをつけて、腕の強化運動をおこなうことをおすすめします。

腕立て伏せをした後は、腕を後ろへ回して組んで、「胸の筋肉を伸ばすストレッチング」をしてください。

つまり、腕立て伏せは胸の筋肉の強化にもなりますが、そのままでは筋肉を硬くしてしまうこともあるので、ほぐしておく必要があるのです。

肩甲骨をひきつけるもどし運動もおこなうと、胸と背中の筋肉のストレッチングになります。

また、胸の筋肉が強くなりすぎると、両

肩が前方へ出て姿勢が悪くなり、肩の動きを悪くしてしまいます。

スローイング系のスポーツをする人にとっては、肩の障害の原因になりますから、あまりやりすぎないようにしましょう。

おわりに――二一世紀型コンディショニング

メディカル・ケア

私の父はかつてプロ野球でリリーフ投手をしていました。その父の仕事の影響もあって、現在、一般の患者さんのメディカル・ケアのかたわら、スポーツ選手のトレーナーの仕事もしています。

従来、日本におけるトレーナー業務は、「治療系」の人と「運動系」の人に分けておこなわれてきました。

鍼灸《しんきゅう》・マッサージなどで体調をととのえる治療系の人と、運動療法を通じて体調をととのえる運動系の人が別々に診ていたということです。

しかし、両者のあいだでは相互理解が乏《とぼ》しく、患者さんにはなかなかベストな環境を提供できない状態でした。そこで生まれたのがメディカル・ケア（メディ・ケア）です。

メディ・ケアとは、最新の手技療法（手を使った治療法）と、日常の「動作の改善」と、目的に合わせた「運動指導」を併用したものです。カラダのバランスを内側から調整して、さまざまなトラブルを解消しようというものです。

たとえば、歩くのが苦手で腰痛や肩こりがある人の場合は、動きが悪くなっている関節を手技療法で改善して、肩こりや腰痛を解消します。

そして、内側の弱くなっている筋肉を強化して体重移動を軸とした無駄のない歩行の指導をおこない、カラダを正しく使うことを身につけてもらいます。

メディ・ケアの理念は、これまで治療師と運動指導者の二人でおこなっていたものを、「一人の担当者」でアプローチすることです。そうすることで、「診る」「触れる」「動かす」を統一しておこなえるベストな環境を患者さんに提供できます。

今までにないカラダのメンテナンス法といえます。読者の方々もぜひ一度体験してみてください。

サプリメントドック

いまや、日本人の三割から四割の人が、なんらかの形でサプリメントを使っているといわれています。

しかし、店頭には多種多様なサプリメントが並び、選択に迷います。商品の説明書きを読むと、どれもカラダに必要なものばかりと思ってしまいます。

情報が氾濫する中で、今あなた個人に必要な栄養素は何かを科学的に知ってもらうのが、私たちのクリニックで実施しているサプリメントドックです。

このドックは、血液検査と尿検査が中心で、二〇分程度で終わります。検査項目は、活性酸素レベル、抗酸化力、ホルモンバランスなど、七〇項目にわたっています。

結果は、二週間後に、アドバイスシートとデータを、検査を受けた人に送るというシステムです。あなたのカラダが必要としている栄養を適切に補給するために、効果的なドックとなるでしょう。

サプリメントは食事の代わりにはなりませんが、補助食品として、これから試してみようという方は、ぜひ一度検査を受けてみてはいかがでしょう。

酸素を使ったリラクゼーション

「現代人は酸素不足だ」といわれています。運動不足は同時に酸素不足も招くのです。

酸素不足とは、血液中の酸素が不足するということです。これは、さまざまな病気の原因になります。また、運動不足からくる血行不良と重なって、カラダの各部に故障を起こします。こういうことも疲れや体調不良を招いているのです。

大気汚染や食品汚染などで化学物質が体内に侵入すると、私たちのカラダは解毒《げどく》のために膨大な量の酸素を消費します。また、過度の飲酒やストレスも大量に酸素を消費します。さらに、年を重ねるとともに体内の酸素機能も低下していきます。

昨今は腹式呼吸が静かなブームになっていますが、これは酸素をできるだけ多く取り入れようとする運動にほかなりません。そして最近では、酸素を使ったリラクゼーションが注目されています。多くの医療関係者が酸素不足を指摘していることからも、このようなリラクゼーションはこれから期待される分野となるでしょう。

本書では、「もどし運動」を中心にしたコンディショニングを紹介しましたが、その他にもさまざまなカラダのメンテナンス法が研究されています。本書を参考に、カラダと心が一体となった「真の健康」を手にしていただければ幸いです。

最後に、この本を書くにあたって、ご協力、ご支援いただいた多くの方々に、心から感謝し御礼申し上げます。

宮田　徹

もどし運動◉早見表

首のもどし運動……32
肩のもどし運動……208
肩甲骨のもどし運動……31
骨盤のもどし運動……18
股関節のもどし運動……58
ヒザのもどし運動……60
足関節のもどし運動……104
起床時のもどし運動……90
寝る前のもどし運動……128

○参考文献

『せぼねの不思議』下出真法著　講談社
『驚異の12分間エクササイズ』コバート・ベイリー著・岸本完司訳　キングベアー出版
『疲労』堀史朗著　池田書店
『知ってなっとくからだの疑問』矢端正克著　小学館
『肩こり・腰痛は靴が原因だ』鈴木裕一郎著　青春出版社
『日本人の体脂肪と筋肉分布』安部孝・福永哲夫共著　杏林書院
『「外反母趾」は自分で治せる』内田俊彦著　マキノ出版
『噛み合わせ人間学』正井良夫著　人間と歴史社
『歯のかみ合わせで病気を治す』前原潔著　主婦の友社
『図解姿勢検査法』新関真人著　医道の日本社
『大丈夫？こどものカラダ』鈴木明弘・小野永一共著　三天書房

「もどし運動」で疲れないカラダをつくる

2005 © Toru Miyata

❋❋❋❋❋

著者との申し合わせにより検印廃止

2005年7月7日　第1刷発行

著　者　宮田　徹
装丁者　Push-up (清水良洋)
イラストレーション　岡本典子
発行者　木谷東男
発行所　株式会社 草思社
〒151-0051　東京都渋谷区千駄ヶ谷2-33-8
電　話　営業 03(3470)6565　編集 03(3470)6566
振　替　00170-9-23552
印　刷　錦明印刷株式会社
製　本　株式会社坂田製本
ISBN4-7942-1412-X
Printed in Japan

草思社刊

体のふしぎ事典

ブラーター
畔上司訳

「人は鼻の穴を交互に使って呼吸している」「人差し指の爪は親指の爪より速く伸びる」など驚きの事実が目白押し。いちばん身近なのに実は不思議な人間の体の疑問に答える本。

定価1470円

健康と食べ物 あっと驚く常識のウソ

ポルマーほか
畔上司訳

「ビタミンCは風邪を予防しない」など食べ物をめぐる「常識」がひっくり返るトピックスを満載。最新の研究データにもとづいて、新しい健康知識をわかりやすく紹介する一冊。

定価1575円

顔をみれば病気がわかる

猪越恭也

《隠れた不調》を自分でチェックできる本。赤みや黒ずみや吹き出物など、内臓の変調はサインとなって顔に出る。目鼻口の部位別に注意ポイントと対処法を説く自己診断ガイド。

定価1470円

10歳若く見える姿勢としぐさ

山岡有美

歩き方、立ち方、座り方、何気ないしぐさひとつで年齢は驚くほど違って見える。正しい姿勢を身につける15分エクササイズ&若々しい動作やしぐさをつくる即効テクニック！

定価1365円

＊定価は本体価格に消費税5%を加えた金額です。